KompaktWISSEN
Biochemie der Ernährung

von

Julian Geiger

2., durchgesehene Auflage

Dr. Felix Büchner – Handwerk und Technik – Hamburg

ISBN 978-3-582-39205-3 Best.-Nr. 4493

Verlag Dr. Felix Büchner GmbH & Co. KG – Handwerk und Technik GmbH,
Lademannbogen 135, 22339 Hamburg; Postfach 63 05 00, 22331 Hamburg – 2022
E-Mail: info@handwerk-technik.de – Internet: www.handwerk-technik.de

Satz und Layout: PER MEDIEN & MARKETING GmbH, 38102 Braunschweig
Umschlagmotiv: istockphoto, Berlin: (-AZ-) – Granatapfel; Geiger, Julian – Strukturformel; Divis GmbH, 58099 Hagen: Bildbearbeitung
Druck: Grafisches Centrum Cuno GmbH & Co. KG, 39240 Calbe

Inhaltsverzeichnis

Stoffwechsel – der Wechsel von Stoffen

Anhang

1 Biochemie der Ernährung

1.1 Was ist die Biochemie der Ernährung?

Gesund, ungesund, richtig, vielseitig – mit all diesen Beschreibungen begegnet uns der Begriff „Ernährung" beinahe alltäglich. Oft bleibt unklar, was damit gemeint ist. Wann ist Ernährung gesund? Wie kann Ernährung krank machen? Und nicht zuletzt: Was ist eigentlich Ernährung?

Ernährung umfasst alle Vorgänge, bei denen ein lebender Organismus Nährstoffe und andere Substanzen von außen aufnimmt, um die Lebensvorgänge aufrechtzuerhalten. Aber wann ist eine Zufuhr wichtig? Welche Nährstoffe sind sinnvoll und wie wirken sie im Körper? Was passiert mit Substanzen wie Vitaminen, nachdem der Mensch sie aufgenommen hat?

Der globale Anstieg ernährungsmitbedingter Krankheiten wie Diabetes, Übergewicht und Krebs hat die biochemische Forschung in den letzten Jahrzehnten stark beschäftigt. Steigende Computerleistung und immer ausgefeiltere Messmethoden bringen zunehmend mehr Erkenntnisse darüber, wie Nahrung den menschlichen Stoffwechsel beeinflusst und wie unterschiedlich Menschen Nährstoffe verstoffwechseln. In der Forschung sind neue Gebiete entstanden, wie z. B. die Nutrigenetik.

> **Gut zu wissen Nutrigenetik**
> Die Gene haben einen großen Einfluss auf das Leben des Menschen. Kann sich eine Person mit einem Risikogen für Übergewicht durch eine spezielle Ernährungsweise davor schützen? Ist es möglich, dass ein Diabetiker bei Vorhandensein eines bestimmten Gens seine Krankheit durch eine Ernährungsumstellung vermeiden oder gar heilen kann? Mit solchen Fragen beschäftigt sich die Nutrigenetik. Dieses Forschungsfeld befasst sich also damit, auf welche Weise bestimmte Gene zusammen mit der zugeführten Nahrung das Risiko für Krankheiten beeinflussen. Durch genetische Analysen sollen individuelle Ernährungsweisen gefunden werden, um Krankheiten vorzubeugen oder zu behandeln.

Dennoch ist man gerade erst dabei zu begreifen, wie vielschichtig Ernährung tatsächlich ist. Viele Fragen sind noch offen: Warum werden manche Menschen stark übergewichtig und andere nicht? Welche Folgen hat die eigene Ernährung auf die zukünftige Gesundheit (und vielleicht sogar auf die Gesundheit der späteren Kinder)?

Die Antworten darauf lassen sich nur durch eine intensive Auseinandersetzung mit dem menschlichen Stoffwechsel und dessen biochemischen Vorgängen finden. Wer die biochemischen Abläufe des menschlichen Körpers kennt, ist in der Lage zu verstehen, unter welchen (individuellen) Gesichtspunkten Ernährung gesundheitsfördernd ist.

Dieses KompaktWISSEN betrachtet die Ernährung aus einem biochemischen Blickwinkel. Die komplex erscheinenden Vorgänge des menschlichen Stoffwechsels, die mit der Ernährung im Zusammenhang stehen, werden in diesem Lehrbuch leicht nachvollziehbar erklärt.

1.2 Zum Aufbau des KompaktWISSENs

Das vorliegende Werk beschäftigt sich mit der Umwandlung der Nahrung in Stoffwechselprodukte (Metabolite). Auch wenn die Umwandlungsvorgänge oft kompliziert scheinen, so gelten für sie die gleichen Regeln wie für eine Reaktion im Reagenzglas. Es sollen die Zusammenhänge zwischen chemischen Eigenschaften der Nahrung und deren Verbleib im Menschen aufgezeigt werden. Das Begreifen der chemischen Logik hinter dem Stoffwechselgeschehen erleichtert das Lernen und die Prüfungsvorbereitung.

Im ersten Teil des Buchs werden zunächst einige wichtige Nahrungsbestandteile vorgestellt und deren chemische Eigenschaften erläutert. Im zweiten Teil geht es um die biologischen Aspekte, was mit der Nahrung im Körper passiert und warum. Die Reihenfolge der Themen orientiert sich dabei an folgendem Ablauf:

- Hunger
- Essen und Verdauung
- Nährstoffspeicherung
- Energiegewinnung aus Nährstoffen
- Reserveabbau bei Nahrungsknappheit

Hinweise und Zusammenhänge zu Krankheiten erfolgen an den entsprechenden Stellen.

Begleitend zur Lektüre stehen Übungsaufgaben mit Lösungsvorschlägen unter **www.handwerk-technik.de/links/4493** zur Verfügung.

Zuletzt noch ein Hinweis: Nicht der Text entscheidet über die Qualität eines Buchs, sondern wie er letztlich beim Leser ankommt. Daher freuen wir uns stets über Verbesserungsvorschläge und Anregungen. Sie können diese gerne an den Verlag Handwerk und Technik schicken.

In der Nahrung steckt einiges

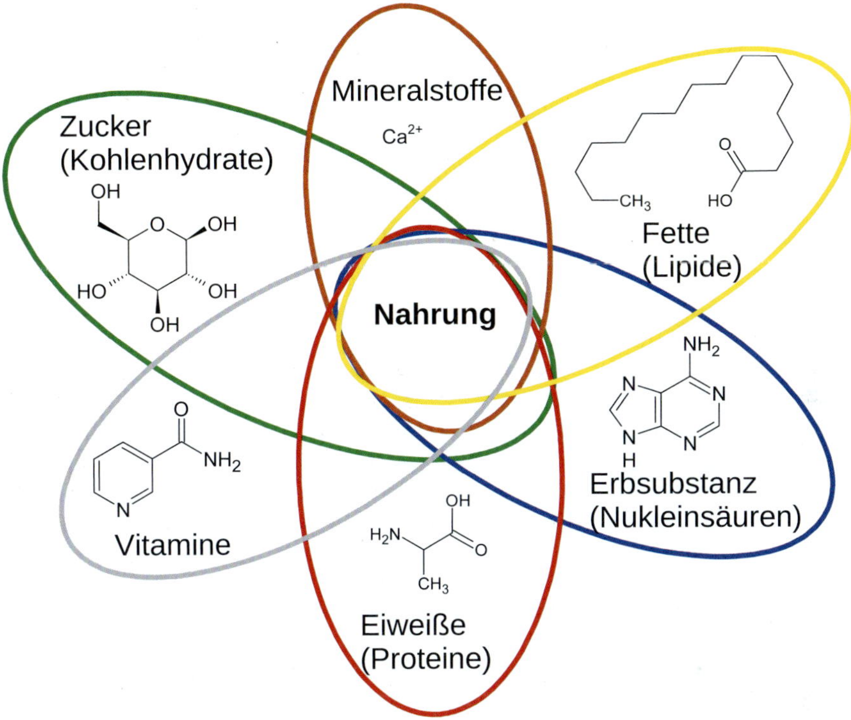

Abb. 2.1 *Nahrung hat viele Komponenten*

Auf einen Blick Nahrung ist ein komplexes Gemisch, das eine Vielzahl unterschiedlicher chemischer Verbindungen enthält (Abb. 2.1). Zucker, Fett oder Eiweiß sind nur einige davon. Durch ihren molekularen Aufbau erhält jede Verbindung bestimmte Eigenschaften und reagiert auf typische Art mit anderen Verbindungen. Oft werden diese typischen Reaktionen im Stoffwechsel ausgenutzt, um Verbindungen umzuwandeln oder abzubauen.

Was Sie erwartet In den folgenden Kapiteln 2–6 geht es um fünf bedeutende Verbindungsklassen, die durch die Nahrung aufgenommen werden: Zucker, Fett, Eiweiß, Erbsubstanz und Vitamine. Die Mineralstoffe werden an dieser Stelle nicht genauer betrachtet. Nacheinander werden die Eigenschaften, der Aufbau und typische Reaktionen jeder einzelnen Verbindungsklasse besprochen.

2 Zucker – Kohlenhydrate

2.1 Eigenschaften der Kohlenhydrate

Der süße Geschmack ist eine der ersten Eigenschaften, die man mit Zucker verbindet. In der Nahrung hat Zucker einen großen Stellenwert. Egal ob im Dessert, im Honig oder im Brot – Zucker ist allgegenwärtig.

Chemisch werden Zucker als **Kohlenhydrate** bezeichnet, denn wird z. B. ein Zuckerwürfel über einer Flamme verbrannt, entsteht schwarzer Kohlenstoff und Wasser (griech. Hydrat). In den chemischen Zuckerformeln ist das Verhältnis von Kohlenstoff zu Wasser 1 : 1.

Der Begriff Kohlenhydrat schließt jedoch nicht nur süß schmeckende Zucker ein. Langkettige Zucker, wie Stärke oder Glykogen, zählen ebenfalls zu den Kohlenhydraten.

Für die menschliche Ernährung sind Kohlenhydrate sehr wichtig. Sie sind der **Hauptenergielieferant** des Körpers. Außerdem werden Kohlenhydrate als **Bausteine** in Zellen benutzt. Z. B. beruht die Einteilung der menschlichen Blutgruppen in A, B, AB und 0 auf vier unterschiedlichen Kohlenhydratketten, die sich auf den Blutzellen befinden. Diese Kohlenhydratketten ermöglichen es dem Immunsystem, körpereigene von fremden Zellen zu unterscheiden. So können Krankheitserreger erkannt und bekämpft werden.

Die meisten Kohlenhydrate sind gut wasserlöslich und können in Lösung die Schwingungsebene von linear polarisiertem Licht drehen. Man spricht hierbei von **optischer Aktivität**. Normalerweise schwingen die elektromagnetischen Lichtwellen in alle Raumrichtungen. Wird das Licht durch einen Polarisationsfilter gestrahlt, so treten hinter dem Filter nur Lichtwellen aus, die in der gleichen Ebene schwingen. Tritt dieses linear polarisierte Licht durch eine Zuckerlösung, dreht sich beim Durchtritt die Schwingungsebene um einen Winkel α. Für den Drehwinkel α gilt:

$$\alpha = \alpha_{spezifisch} \cdot d \cdot c_{Zucker}$$

Der Drehwinkel hängt von drei Faktoren ab:
- dem spezifischen Drehwert $\alpha_{spezifisch}$, der für jeden Zucker anders ist,
- der Durchtrittslänge d und
- der Zuckerkonzentration c_{Zucker}.

Bei einer bekannten Durchtrittslänge und einem bekannten spezifischen Drehwert kann durch Messung des Drehwinkels die Konzentration der optisch aktiven Substanz ermittelt werden. Die Bestimmung der Konzentration einer Zuckerlösung auf diese Weise heißt **Saccharimetrie**.

2.2 Aufbau der Kohlenhydrate

Kohlenhydrate sind aus den Elementen Kohlenstoff, Wasserstoff und Sauerstoff aufgebaut. Die Darstellung als chemische Strukturformel kann auf zwei Arten erfolgen.
In der **Fischer-Projektion**, einer offenkettigen Darstellung, wird das am höchsten oxidierte Kohlenstoffatom so weit wie möglich nach oben geschrieben. Das restliche Molekül wird in vertikaler Richtung darunter dargestellt (Abb. 2.2).
Zucker sind oft **chiral**, d. h., Bild und Spiegelbild eines Zuckermoleküls sind nicht zur Deckung zu bringen. In der Fischer-Projektion steht die OH-Gruppe am untersten chiralen C-Atom – bei der **D-Form** (Bild) rechts und bei der **L-Form** (Spiegelbild) links.

Für ringförmige Zuckermoleküle wird oft die **Haworth-Projektion** verwendet. Der Ring liegt flach in einer gedachten Ebene, wobei das im Ring befindliche Sauerstoffatom nach hinten rechts zeigt. Substituenten, die in der Fischer-Projektion nach rechts bzw. links zeigen, stehen in der Haworth-Projektion unten bzw. oben (Abb. 2.2).

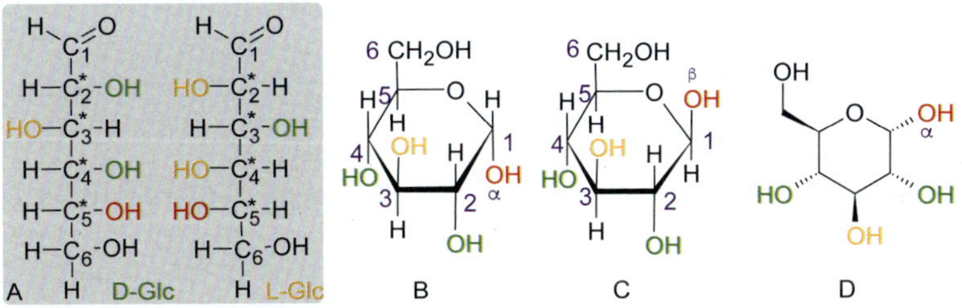

Abb. 2.2 *D- und L-Glucose in der Fischer-Projektion (A) und D-Glucose in der Haworth-Projektion (B, C). Der Zuckerring kann auch in einer gedachten Ebene liegen, wobei die Substituenten nach vorne bzw. hinten zeigen (D).*
** = chirales C-Atom*

> **Wichtig** Bei zwei **Stereoisomeren** sind alle Atome gleich verknüpft, aber die Orientierung im Raum ist unterschiedlich. Durch die zwei Orientierungsmöglichkeiten der OH-Gruppen am ersten C-Atom eines Zuckerrings existieren deshalb zwei **anomere** Formen, α und β (Abb. 2.2 B und C).
>
> Merken Sie sich die anomeren Formen in der Haworth-Projektion wie folgt: Schreibt man α, wird der Stift von oben nach unten geführt, die OH-Gruppe steht also unten. Schreibt man ß, wird der Stift von unten nach oben geführt, die OH-Gruppe steht also oben.

Ist ein Kohlenhydrat nur aus einem einzelnen Zuckerring aufgebaut, handelt es sich um ein **Monosaccharid**. Abhängig von der Anzahl an Kohlenstoffatomen spricht man von Pentosen (5 C-Atome), Hexosen (6 C-Atome), Heptosen (7 C-Atome) usw.
Bei den Monosacchariden gibt es zwei **funktionelle Gruppen** (Abb. 2.3):

- **Aldosen** haben eine Aldehydgruppe und erhalten die Silbe **-ose**.
- **Ketosen** haben eine Ketogruppe und erhalten die Silbe **-ulose**.

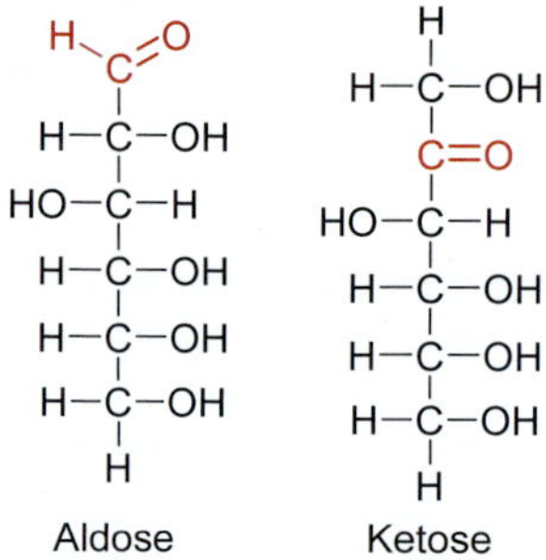

Abb. 2.3 *Vergleich von Aldohexose und Ketohexose*

Eines der wichtigsten Monosaccharide für den menschlichen Stoffwechsel ist der Traubenzucker (Glucose). **Glucose** ist ein wichtiger Energielieferant für die Zellen. Durch die Molekülstruktur wird deutlich, warum sich dies im Laufe der Evolution so entwickelt haben könnte: In einem Glucosering befinden sich zwei benachbarte OH-Gruppen nie auf derselben Ringseite. Dadurch ist das Molekül sehr stabil und zeigt im Vergleich zu anderen Monosacchariden eine geringere Tendenz, mit anderen Molekülen unkontrolliert zu reagieren. Die Ketose-Form der Glucose hat einen eigenen Namen: **Fructose**. Obwohl dieser Zucker meist als 5er-Ring gezeichnet wird (**Furanose-Form**), ist der 6er-Ring (**Pyranose-Form**) aufgrund der geringeren Ringspannung stabiler.

> **Wichtig** Spiegelt man die OH-Gruppe der Glucose am C4-Atom, erhält man das Monosaccharid **Galactose**. Glucose und Galactose sind **Epimere**, d. h., sie unterscheiden sich nur in der Stellung der OH-Gruppe an einem einzigen C-Atom.
> Merken Sie sich die Epimer-Beziehungen, so lässt sich das Lernen der unterschiedlichen Monosaccharidstrukturen vereinfachen.

Zwei Monosaccharide können zu einem **Disaccharid** verknüpft sein. Die chemischen Eigenschaften der Disaccharide sind denen der Monosaccharide ähnlich.

> **Wichtig** Liegt die Bindung der beiden Monosaccharide zu einem Disaccharid unterhalb der Ringebene, sind sie α-verknüpft, liegt sie darüber, sind sie β-verknüpft.

Tab. 2.1 *Beispiele für Mono-, Di- und Polysaccharide*

Zucker	Art	Verknüpfung	Bedeutung
Glucose	Monosaccharid	keine	wichtiger Energielieferant
Maltose	Disaccharid	D-Glucose-α-1,4-D-Glucose	• Vorkommen in keimenden Samen • enzymatisches Spaltprodukt von Stärke • wasserlöslich
Saccharose	Disaccharid	D-Glucose-α-1,2-β-D-Fructose	normaler Haushalts- bzw. Rohrzucker
Isomaltose	Disaccharid	D-Glucose-α-1,6-D-Glucose	entsteht bei der Spaltung von Amylopektin
Lactose	Disaccharid	D-Galactose-β-1,4-D-Glucose	Milchzucker
Cellobiose	Disaccharid	D-Glucose-β-1,4-D-Glucose	Abbauprodukt von Cellulose
Amylose	Polysaccharid	α-1,4	• ca. 250-300 Glucosemonomere, unverzweigt spiralig, je Windung ca. 6 Monomere • Nachweis durch **Lugol'sche Lösung** (Jod lagert sich in die Spiralen ein, was zu einer Blaufärbung führt.)
Amylopektin	Polysaccharid	α-1,4 und α-1,6	• 600-6.000 Glucosemonomere mit kurzen Seitenketten von 15-20 Monomeren • Seitenketten alle 25 Monomere • stark verzweigt und nicht so spiralig wie Amylose
Cellulose	Polysaccharid	β-1,4	• Gerüstsubstanz der Pflanzen • mehr als 10.000 Glucose-Bausteine • linear gestreckt und unverzweigt

Polysaccharide (Glykane) kommen durch die Verknüpfung von zehn oder mehr Monosacchariden zustande. Sie haben die Endung **-an**. Fructane beispielsweise bestehen zum Großteil aus Fructosemonomeren (z. B. Inulin in Topinambur).

Glykane lassen sich in Homo- und Heteroglykane einteilen. **Homoglykane** enthalten fast ausschließlich eine Zuckerform, z. B. Glucose. Stärke ist beispielsweise aus ca. 20 % Amylose und ca. 80 % Amylopektin aufgebaut. Beide Homoglykane sind aus Glucose-Molekülen aufgebaut, die unterschiedlich miteinander verknüpft sind.

Heteroglykane enthalten unterschiedliche Monomere wie Glucose, Galactose, Glucuronsäure, Galacturonsäure, veresterte Zuckersäuren usw.

2.3 Reaktionen der Kohlenhydrate

Die Chemie der Kohlenhydrate wird durch die **Carbonyl-** und **Hydroxylgruppen** im Molekül bestimmt. Die Reaktion beider Gruppen ermöglicht die Ringbildung aus der offenkettigen Form. Der Mechanismus dieser **intramolekularen Halbacetalbildung** ist in Abb. 2.4 dargestellt.

Thermodynamisch ist die Bildung eines 6er-Rings am günstigsten, da hierbei kaum Ringspannung auftritt. Es können sich aber auch 5er-Ringe bilden. 6er-Ringe sind zwar stabiler, jedoch bilden sich 5er-Ringe um den Faktor 100 schneller als 6er-Ringe. Beim Ringschluss kann die sich bildende OH-Gruppe am C1-Atom unter- oder oberhalb der Ringebene entstehen (Anomere, vgl. S. 9). Beim α-Anomer steht die OH-Gruppe unten, beim β-Anomer oben.

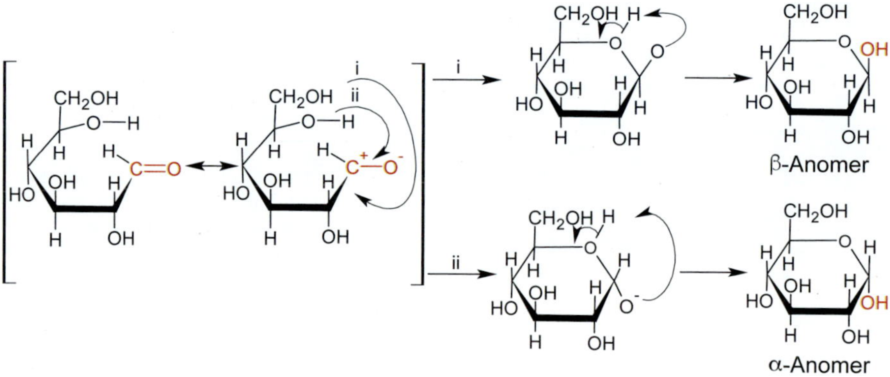

Abb. 2.4 *Der Ringschluss erfolgt durch eine intramolekulare Halbacetalbildung. Mit einer positiven Teilladung greift das Cabonyl-C-Atom das freie Elektronenpaar des Hydroxylsauerstoffs von unten (i) oder oben (ii) an. Dabei bilden sich zwei unterschiedliche Anomere.*

Chemisch gesehen handelt es sich bei der Disaccharidbildung um eine **Vollacetalbildung**. Dabei kommt es zur Verknüpfung der halbacetalischen OH-Gruppe am C1-Atom mit der Hydroxylgruppe eines zweiten Zuckermoleküls.

Werden optisch aktive Disaccharide in Lösung gespalten, z. B. durch Säurezusatz oder Enzyme, so kommt es zu einer Veränderung des Drehwinkels. Dies bezeichnet man als **Inversion**. Dabei findet eine Spaltung der glycosidischen Bindung durch Wasser (Hydrolyse) statt. Durch die Spaltung nimmt die Konzentration des Disaccharids ab, während Monosaccharide entstehen. Die Monosaccharide sind ebenfalls optisch aktiv und dadurch ändert sich der Drehwinkel.

Zuckernachweise nach **Fehling** oder **Tollens** (Silberspiegelprobe) basieren auf der Oxidation der vorhandenen Carbonylgruppen (Abb. 2.5). Man unterscheidet zwischen reduzierenden und nicht-reduzierenden Zuckern. Saccharose ist beispielsweise Fehling- bzw. Tollens-negativ. Im Saccharose-Molekül ist keine Ringöffnung möglich und damit kann keine Carbonylgruppe oxidiert werden.
Im Gegensatz dazu ermöglicht die freie halbacetalische OH-Gruppe bei Maltose eine Ringöffnung, wodurch das Disaccharid Fehling- bzw. Tollens-positiv reagiert.

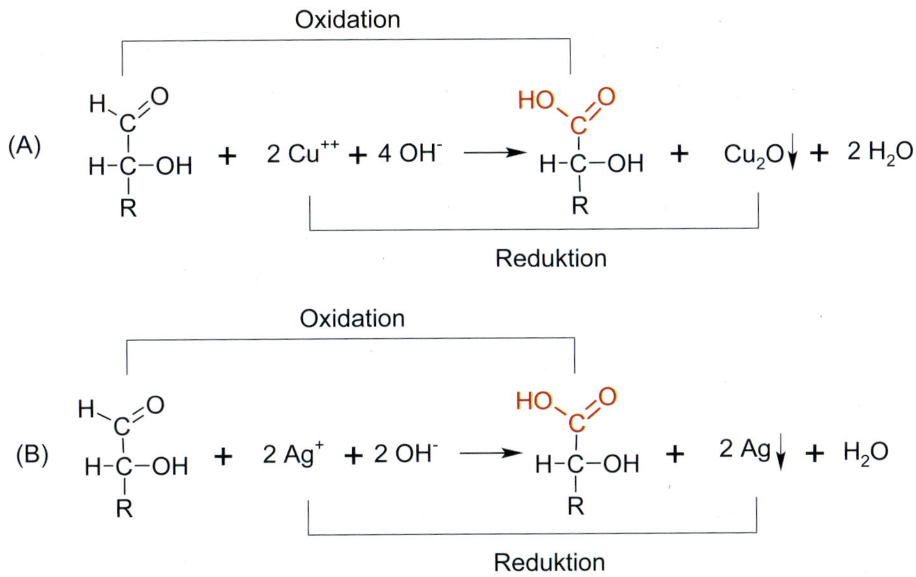

***Abb. 2.5** Bei der positiven Fehling-Probe (A) fällt Cu_2O als roter Niederschlag aus. Analog fällt bei einer positiven Tollens-Probe (B) elementares Silber aus (2 Ag).*

Obwohl Fructose eine Ketogruppe besitzt, fällt auch bei diesem Zucker die Fehling-Probe positiv aus. Ursache ist die Umlagerung der Ketogruppe zu einer Aldehydgruppe über eine intramolekulare Protonenwanderung, die **Keto-Endiol-Tautomerie**. Ein Proton wandert vom C1- zum C2-Atom. Dadurch wird die Ketogruppe zu einer Carbonylgruppe umgewandelt. Der Vorgang kann sowohl im Sauren als auch im Basischen katalysiert werden (Abb. 2.6, vgl. S. 14). Damit ist im Zuckermolekül eine reduzierende Gruppe vorhanden, die in der Fehling-Probe oxidiert werden kann.

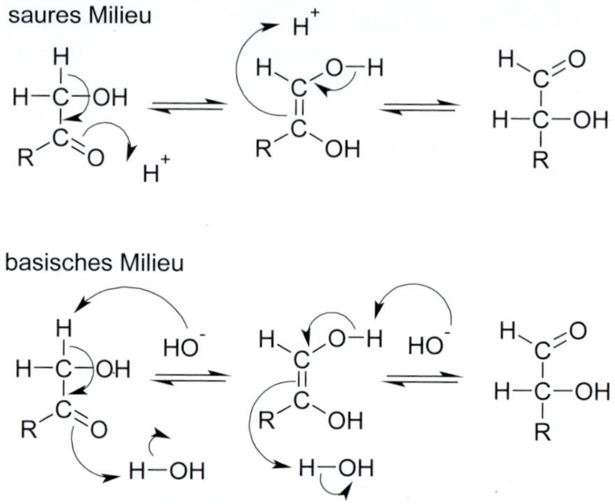

Abb. 2.6 *Keto-Endiol-Tautomerie*

Bei der Fehling- oder Tollens-Probe erfolgt die Oxidation eines Zuckermoleküls am C1-Atom. Monosaccharide können aber auch am **C6-Atom oxidiert** werden. Dabei erhält man eine **-uronsäure**, z. B. Glucuronsäure.
Sind die Gruppen eines Monosaccharids am **C1-** und **C6-Atom** zur Carbonsäure **oxidiert**, spricht man von einer **-arsäure**, z. B. Glucarsäure.
Werden Zucker an ihrer Carbonylgruppe **reduziert**, erhält man **Zuckeralkohole**, z. B. den Süßstoff Sorbitol.

Gut zu wissen Süßer Sauerstofftransport
Obwohl Glucose ein reaktionsträger Zucker ist, kann er mit anderen Molekülen wie Proteinen und Aminosäuren spontan reagieren. Diese nicht-enzymatische Glykosylierung tritt z. B. beim Hämoglobin von Diabetikern auf, wenn diese hohe Blutzuckerkonzentrationen haben (Abb. 2.7). Es entstehen sog. **Advanced Glycation Endproducts (AGE)**, die gesundheitsschädlich sind.

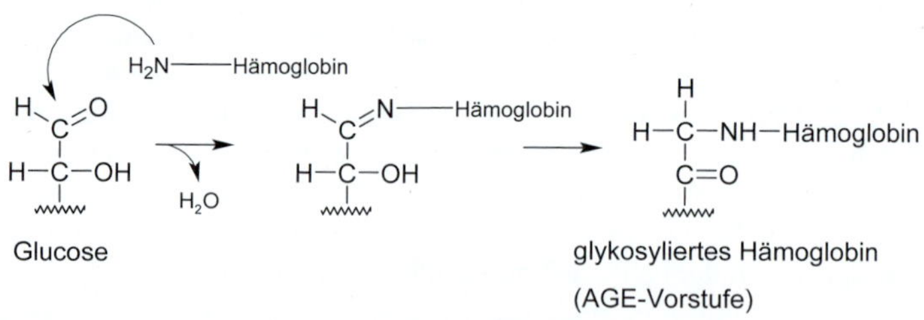

Abb. 2.7 *Glykosylierung von Hämoglobin*

3 Fette – Lipide

3.1 Eigenschaften der Lipide

Butter auf dem Brot, Öl im Salat oder Cholesterin im Eigelb – Fette gibt es in vielfältiger Art und Weise. Fette werden auch als **Lipide** bezeichnet. Sie sind eine sehr große, vielfältige Stofffamilie mit zahlreichen Vertretern.

> **Wichtig** Alle Substanzen, die zu den Lipiden gezählt werden, sind wasserunlöslich.

Obwohl Lipide oft in einem negativen Licht dargestellt werden, ist der Mensch auf sie angewiesen. Er produziert aus Cholesterin Hormone und baut aus Phospholipiden die Zellmembran auf. Da Fette schlecht wasserlöslich sind, werden sie in speziellen Vesikeln transportiert (**Lipoproteine**). In der Ernährung spielen die **Triglyceride** (Abb. 3.2, vgl. S. 17) eine große Rolle, da sie als Energiereserve und Wärmeisolator dienen.

> **Gut zu wissen Galle als Emulgator**
> Um das Problem der Wasserunlöslichkeit von Lipiden bei der Verdauung zu umgehen, wird Galle im Verdauungstrakt zugesetzt. Darin enthalten sind u. a. die vom Cholesterin abgeleiteten Gallensalze. Gallensalze und Cholesterin können durch unpolare Gruppen auf der einen Seite der Moleküloberfläche gut mit Lipiden wechselwirken. Auf der anderen Seite der Moleküle befinden sich polare Gruppen, die gut mit Wasser interagieren können (Abb. 3.1). Dadurch können Gallensalze Lipide in wässriger Lösung emulgieren (verteilen). Statt zwei getrennter Phasen liegen die Lipide in kleinen Tröpfchen verteilt in Lösung vor. Die Tröpfchen haben zusammengenommen eine enorme Oberfläche, an der lipidabbauende Enzyme arbeiten können.

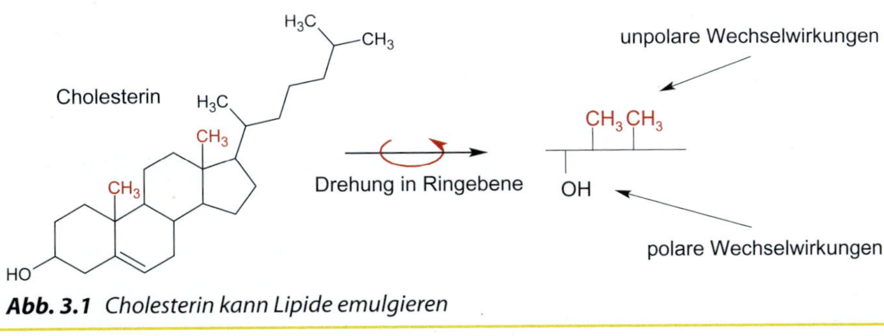

***Abb. 3.1** Cholesterin kann Lipide emulgieren*

Die Eigenschaften der Triglyceride werden hauptsächlich durch die Fettsäuren bestimmt, aus denen sie aufgebaut sind. Bei vielen langkettigen, gesättigten Fettsäuren, z. B. im Rindertalg, kommt es durch die verstärkten Van-der-Waals-Kräfte zu einer festen Konsistenz. In Ölen dagegen sind kürzere, ungesättigte Fettsäuren vorhanden, die für die flüssige Form verantwortlich sind.

Der menschliche Körper kann gesättigte Fettsäuren bis zu einer Kettenlänge von 16 C-Atomen problemlos herstellen (vgl. Kap. 8.2 Lipogenese). Bei ungesättigten Fettsäuren, z. B. Arachidonsäure, ist er jedoch auf die Zufuhr durch die Nahrung angewiesen. Je nach ihrer Relevanz für den Menschen können Fettsäuren in **essenziell** und **nicht-essenziell** eingeteilt werden.

3.2 Aufbau der Lipide

Lipide lassen sich grob einteilen in
- einfache Lipide (Triglyceride),
- komplexe Lipide (Phospholipide oder Cholesterinverbindungen) und
- Wachse, die aus langkettigen Alkansäuren und langkettigen Alkoholen bestehen.

Beispiel Bei der Analyse sämtlicher zellulärer Lipide (Lipidomics) erfolgt eine feinere strukturelle Einteilung der Lipide in verschiedene Kategorien: Fettsäuren, Glycerolipide, Glycerophospholipide, Polyketide, Sterollipide, Prenollipide, Sphingolipide, Saccharolipide.

In diesem Kapitel werden vor allem die **Triglyceride** (Neutralfette) behandelt. Chemisch gesehen handelt es sich bei den Triglyceriden um **Ester**. Zur Erinnerung: Ein Ester ist eine Verbindung, welche durch die Reaktion eines Alkohols mit einer Carbonsäure unter Wasserabspaltung entsteht. Der Name des entstehenden Esters setzt sich aus dem Namen der Carbonsäure und dem Namen des Alkohol-Alkylrests zusammen, z. B. Butansäure-Ethylester. Viele Fettsäuren haben Trivialnamen (Tab. 3.1).

Tab. 3.1 *Trivialnamen von Fettsäuren*

Anzahl C-Atome	Trivialname
1	Ameisensäure
2	Essigsäure
3	Propionsäure
4	Buttersäure

Der Aufbau von Triglyceriden ist stets gleich. Der dreiwertige Alkohol Glycerin ist mit drei Fettsäuren verestert (Abb. 3.2).

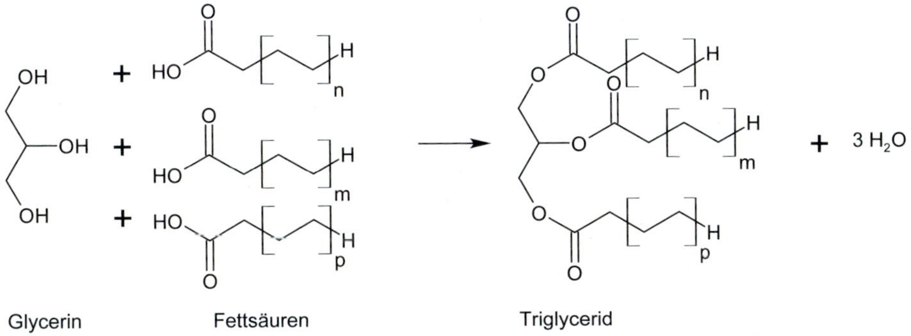

***Abb. 3.2** Bildung eines Triglycerids aus Glycerin und drei Fettsäuren (vereinfachte Darstellung)*

Ist Glycerin dreimal mit der gleichen Fettsäure verestert, handelt es sich um ein **homoacides** Triglycerid. Unterschiedliche Fettsäuren ergeben ein **heteroacides** Triglycerid. Obwohl heteroacide Triglyceride chiral sein können, sind sie praktisch nie optisch aktiv.

Unterschiede in Fettsäuren können z. B. in der Anzahl, Position oder Orientierung der Doppelbindungen bestehen (Abb. 3.3). Manche Fettsäuren weisen Methyl-Verzweigungen auf.

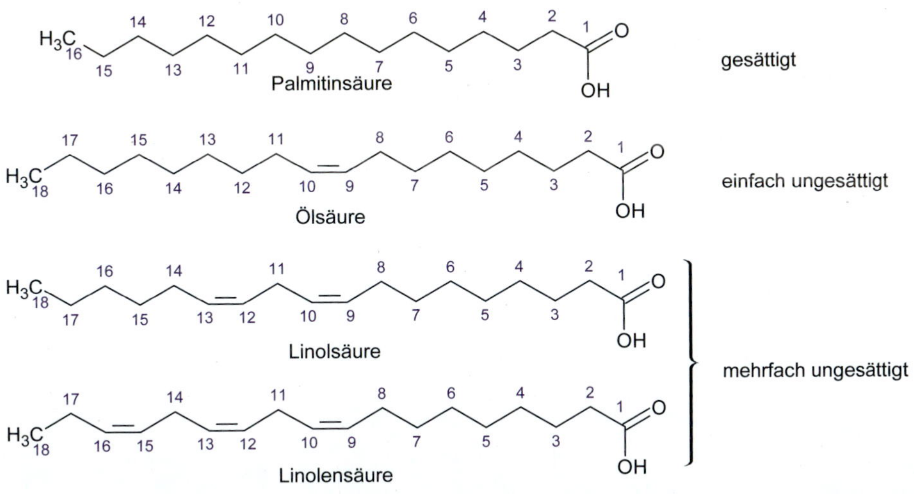

***Abb. 3.3** Beispiele verschiedener Fettsäuren (vereinfachte Darstellung)*

Bei **Mono-** bzw. **Diglyceriden** ist das Glycerin nur ein- bzw. zweimal verestert. Durch die unveresterte Hydroxylgruppe gibt es neben dem lipophilen Alkylrest auch einen hydrophilen Molekülteil. Substanzen mit solchen Eigenschaften heißen **Emulgatoren**.

> **Wichtig** Emulgatoren erhöhen die Löslichkeit von ineinander schlecht löslichen Stoffen. Dies ist für die Verdauung von hydrophoben (wasserunlöslichen) Lipiden wichtig, da der Transport im gesamten Körper auf dem Lösungsmittel Wasser aufgebaut ist (vgl. S. 15).

3.3 Reaktionen der Lipide

Fettsäuren mit Doppelbindungen sind anfällig für Reaktionen mit Molekülen, die ungepaarte Elektronen haben (**Radikale**), z. B. Sauerstoff. Butter wird dadurch nach längerem Luftkontakt ranzig. Im Falle der Arachidonsäure wird eine solche Reaktion von Zellen kontrolliert verwendet, um **Prostaglandine** herzustellen (Abb. 3.4). Prostaglandine sind Hormone, die u.a. Schmerzsignale im Körper vermitteln.

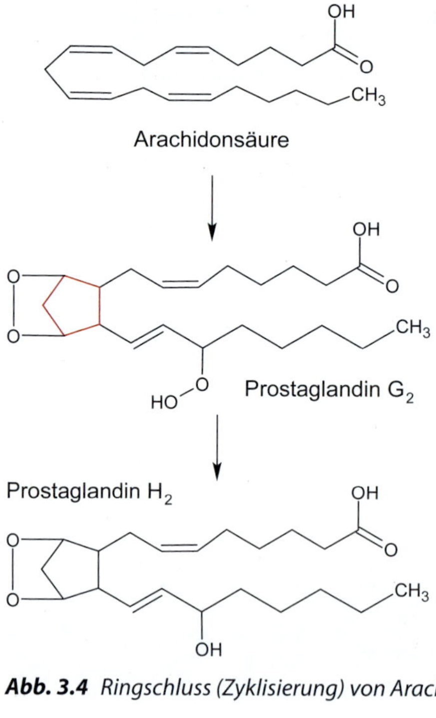

***Abb. 3.4** Ringschluss (Zyklisierung) von Arachidonsäure*

4 Eiweiße – Proteine

4.1 Eigenschaften der Proteine

Eiweiß (Protein) ist für die Ernährung unverzichtbar. Es liefert die Bausteine, aus denen der Körper Gewebe, Haare, Blut und vieles mehr aufbaut. Besonders tierische Nahrungsmittel wie Hühnereier, Fleisch- und Milchprodukte sind proteinreich.

Während der Verdauung werden die Proteine zunächst in ihre Einzelteile zerlegt, die **Aminosäuren**. Der Körper kann Aminosäuren aufnehmen und zu neuen Proteinen zusammensetzen.

> **Wichtig** Aminosäuren verfügen über zwei Arten von **funktionellen Gruppen**, die **Aminogruppe** und die **Carboxylgruppe**. Daneben können weitere funktionelle Gruppen im Molekül vorhanden sein.

Aminosäuren bilden als Reinsubstanz feste Kristalle, die sehr gut wasserlöslich sind. Sie besitzen aufgrund der großen zwischenmolekularen Kräfte keinen Schmelzpunkt, sondern zerfallen bei zu großen Temperaturen.

Über ihre Aminogruppe können Aminosäuren Protonen aufnehmen. Gleichzeitig können sie über ihre Carbonsäuregruppe Protonen abgeben. Ist die Aminogruppe protoniert und die Carboxylgruppe deprotoniert, spricht man von einem **Zwitterion**. Die Aminogruppe übt einen Elektronenzug (I-Effekt) auf das Molekül aus, wodurch die Abspaltung eines Protons aus einer benachbarten Carbonsäuregruppe erleichtert ist. Im Vergleich zu Carbonsäuren sind Aminosäuren die stärkeren Säuren.

> **Wichtig** Am **isoelektrischen Punkt** liegen alle Moleküle einer Aminosäure als Zwitterionen vor. In dieser Form ist die Wasserlöslichkeit am geringsten.

Alle Aminosäuren bis auf Glycin besitzen ein **chirales Zentrum**. In der Natur kommen vor allem L-Aminosäuren vor. Teilweise haben Aminosäuren in den Seitenketten weitere chirale Zentren (z. B. Threonin).

> **Wichtig** Je nach Seitenkette können Aminosäuren zusätzliche Protonen aufnehmen oder abgeben.

4.2 Aufbau der Proteine

Aminosäuren sind Moleküle, die sowohl eine Amino- als auch eine Säurefunktion besitzen. Die wichtigsten Aminosäuren haben Trivialnamen. Die **Stellung der Aminogruppe** wird mit griechischen Buchstaben angegeben. Hierbei ist das erste C-Atom neben der Carboxylgruppe C_α, das zweite C-Atom C_β usw. (Abb. 4.1).

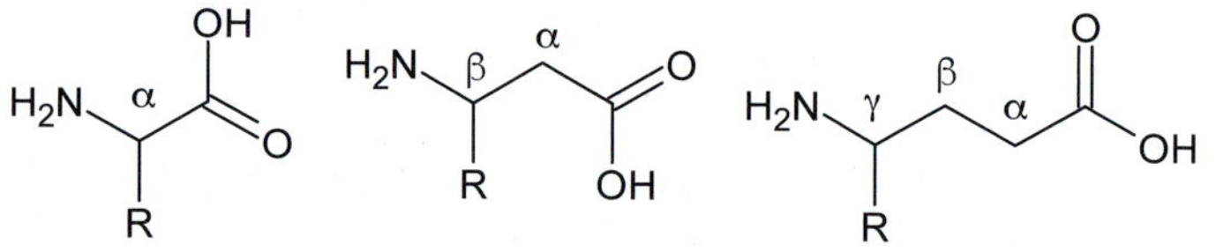

Abb. 4.1 *Struktur von α-, β- und γ-Aminosäuren (vereinfachte Darstellung)*

Unter **proteinogenen** Aminosäuren werden die 23 Aminosäuren zusammengefasst, welche in Körperproteine eingebaut werden. In Abb. 4.4 (vgl. S. 22) sind diese Aminosäuren gezeigt, ohne die selten vorkommenden Strukturen Selenocystein, Selenomethionin und Pyrrolysin.

Aminosäuren werden häufig anhand der Seitenketten-Eigenschaften eingeteilt in:

- polar
- unpolar
- sauer
- basisch
- aromatisch

> **Wichtig** Unter Stoffwechselbetrachtungen und Lernaspekten ist die Gliederung der Aminosäuren nach Anzahl der C-Atome im Grundkörper am sinnvollsten. Wie in Abb. 4.2 (vgl. S. 21) zu sehen ist, können mit Aminosäuren und anderen Stoffwechselmolekülen anhand der C-Atom-Anzahl (**Lern-**)**Familien** gebildet werden. Beispielsweise gehören Pyruvat und Lactat (Kohlenhydrate) zur Propionsäure-Familie und haben beide drei C-Atome. Diese Information muss nun nicht mehr für jedes Molekül einzeln gelernt werden.
> Der Tausch der Ketogruppe des Pyruvats gegen eine Hydroxyl- oder Aminogruppe führt auf dem Papier zu Lactat bzw. Alanin. Da die Veränderung funktioneller Gruppen unkompliziert ist, finden diese Papier-Umwandlungen (z. B. Pyruvat zu Lactat) oft ähnlich in den Stoffwechselwegen statt. Auf den zahlreichen Wegen des Pyruvat-Stoffwechsels finden sich z. B. sehr viele Mitglieder derselben Familie. Mit Lernfamilien lassen sich Moleküle und Stoffwechselwege leichter lernen!

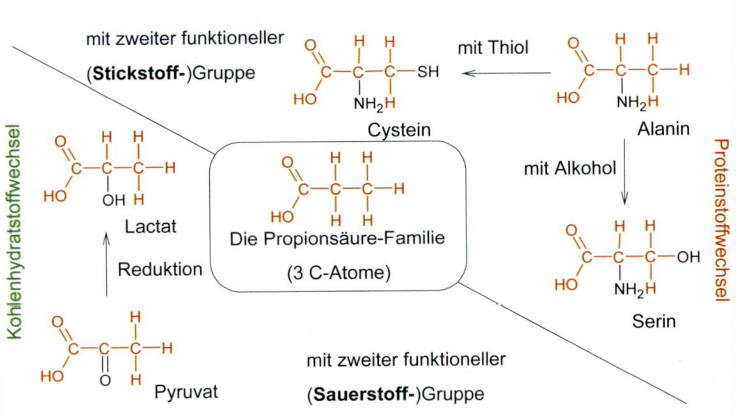

Abb. 4.2 *Einteilung von Molekülen nach Anzahl der C-Atome*

Gut zu wissen **Biogene Amine sind Signalmoleküle**

Aminosäuren werden nicht nur zur Proteinbiosynthese verwendet. Durch Abspaltung der Carboxylgruppe können z. B. aus den Aminosäuren Histidin oder Glutaminsäure die Signalmoleküle Histamin bzw. γ-Aminobuttersäure (GABA) hergestellt werden (Abb. 4.3). Histamin vermittelt allergische Reaktionen. GABA ist ein Neurotransmitter.

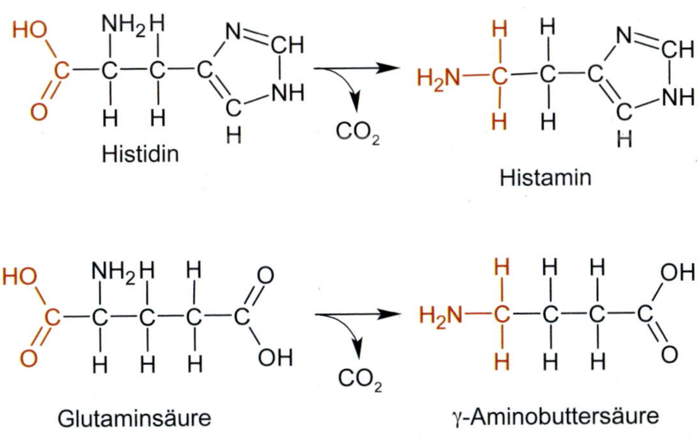

Abb. 4.3 *Decarboxylierung von Aminosäuren*

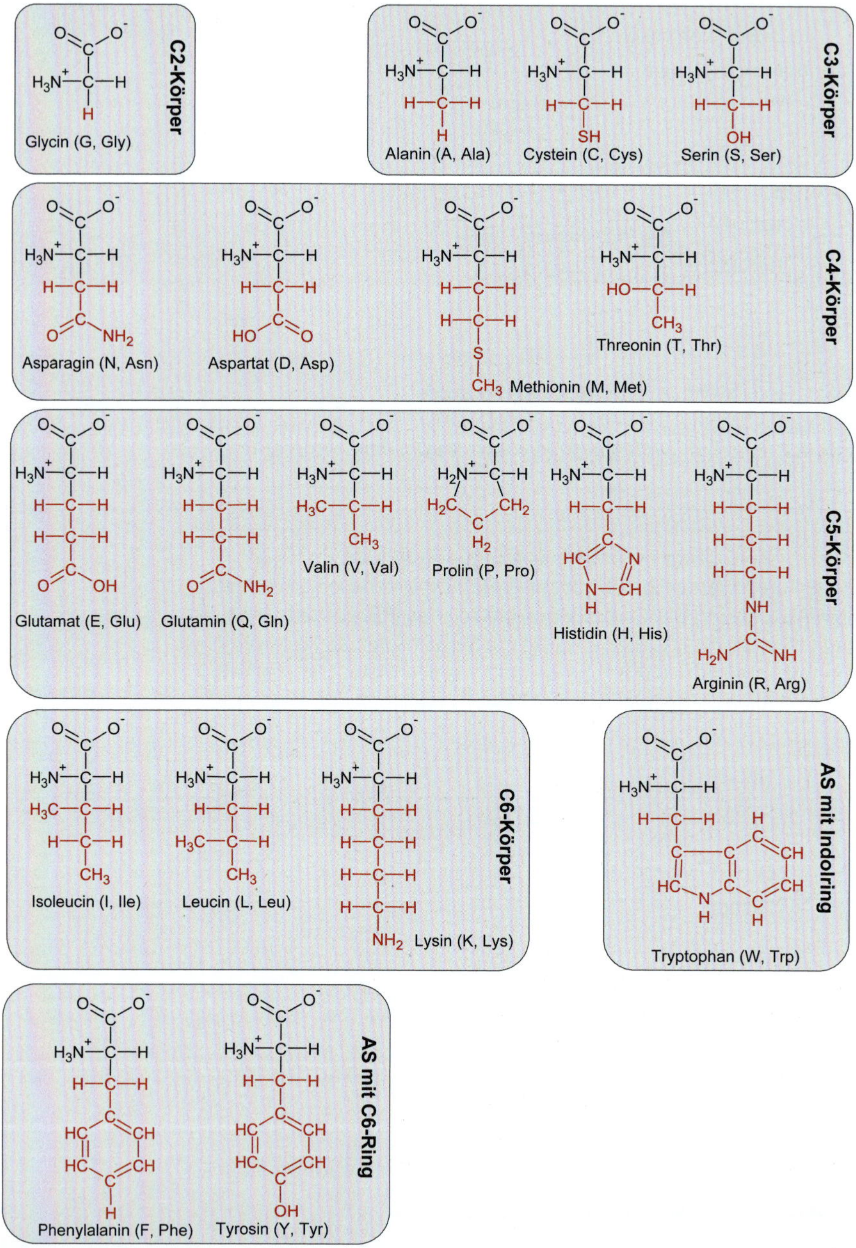

Abb. 4.4 *Unter jeder Aminosäure ist in Klammern die Einbuchstaben- und die Dreibuchstabenabkürzung angegeben. Die Einbuchstabenabkürzung ist Standard in den Biowissenschaften.*

Werden zwei Aminosäuren miteinander verknüpft, ergeben sie ein **Dipeptid**. Drei Aminosäuren ergeben ein Tripeptid usw. Oligopeptide bestehen aus bis zu 10, Polypeptide aus bis zu 100 verbundenen Aminosäuren. Besteht die Aminosäurekette aus **mehr als 100 Gliedern**, spricht man von einem **Protein**.

Die **Primärstruktur** eines Proteins ist die Reihenfolge (Sequenz) der miteinander verknüpften Aminosäuren. Zusammengehalten wird die Primärstruktur durch die Peptidbindung. Durch Wechselwirkung benachbarter Aminosäuren bilden sich **Sekundärstrukturen** aus. Zwei der häufigsten Sekundärstrukturen sind die **α-Helix** und das **β-Faltblatt**. Mittels unpolarer Wechselwirkungen, Dipol-Dipol-Kräften, geladener Seitenketten oder Wasserstoffbrücken können auch weit voneinander entfernte Aminosäuren in einem Protein wechselwirken. Dadurch bildet sich die sog. **Tertiärstruktur** aus. Wechselwirken schließlich verschiedene Proteinuntereinheiten miteinander, wie z.B. im Hämoglobin, so spricht man von der **Quartärstruktur**.

> **Wichtig** Die korrekte Struktur ist wichtig für die Löslichkeit und Funktion eines Proteins. Wird durch Hitze, Säure oder Salze die Struktur eines Proteins gestört, entfaltet es sich (**denaturiert**) und fällt aus.

4.3 Reaktionen der Proteine

Zwei Aminosäuren können miteinander zu einem Dipeptid verknüpft werden. Dabei kommt es zur Ausbildung einer **Peptidbindung** (Abb. 4.5, vgl. S. 24). Außerdem entsteht ein Molekül Wasser. Die Peptidbindung ist eine partielle Doppelbindung und nicht frei drehbar. In Proteinen sind die Peptidbindungen in der Regel **trans-ständig**. Würde in einer Peptidbindung das Stickstoffatom durch ein Sauerstoffatom ersetzt, erhielte man einen Ester. Daher ist die Peptidbindung eine **ester-analoge Bindung**. Proteinspaltende Enzyme gehören folglich zur Klasse der **Esterasen**.

Die Reihenfolge, in der Aminosäuren miteinander in einem Peptid verbunden sind, ist wichtig. Das Dipeptid Ala-Gly ist nicht identisch mit Gly-Ala (Abb. 4.5, vgl. S. 24). Peptide haben ein N-terminales Ende mit einer freien Aminogruppe und ein C-terminales Ende mit einer freien Carboxylgruppe. Die Reihenfolge der Aminosäuren eines Peptids oder Proteins wird normalerweise vom N- zum C-Terminus angegeben.

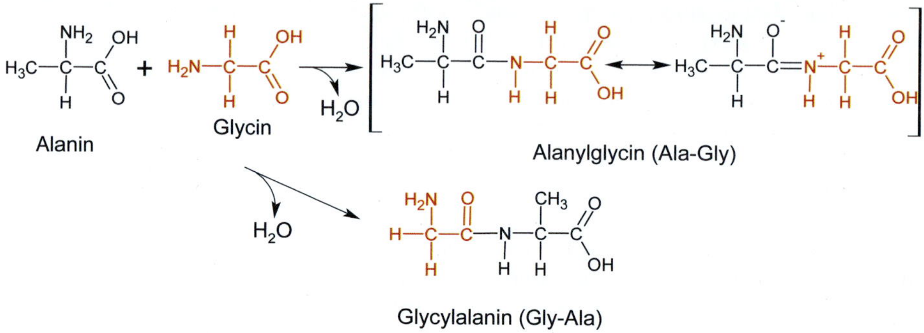

Abb. 4.5 *Ausbildung einer Peptidbindung*

Proteine und Aminosäuren lassen sich über verschiedene Reaktionen nachweisen. Der Farbstoff **Ninhydrin** reagiert mit freien, primären Aminogruppen. Dabei bildet sich das rötlich violette **Ruhemanns Violett** (Abb. 4.6 A). Sind in einem Protein aromatische Aminosäuren vorhanden, können diese durch Zugabe von **Salpetersäure** nitriert werden. Das Reaktionsprodukt zeigt eine gelbliche Farbe (**Xanthoproteinreaktion**, Abb. 4.6 B). Die **Biuret-Reaktion** beruht auf der Bildung eines Farbkomplexes zwischen zweiwertigen Kupferionen und der Peptidbindung (Abb. 4.6 C). Zum Nachweis einzelner Aminosäuren ist diese Methode jedoch nicht geeignet.

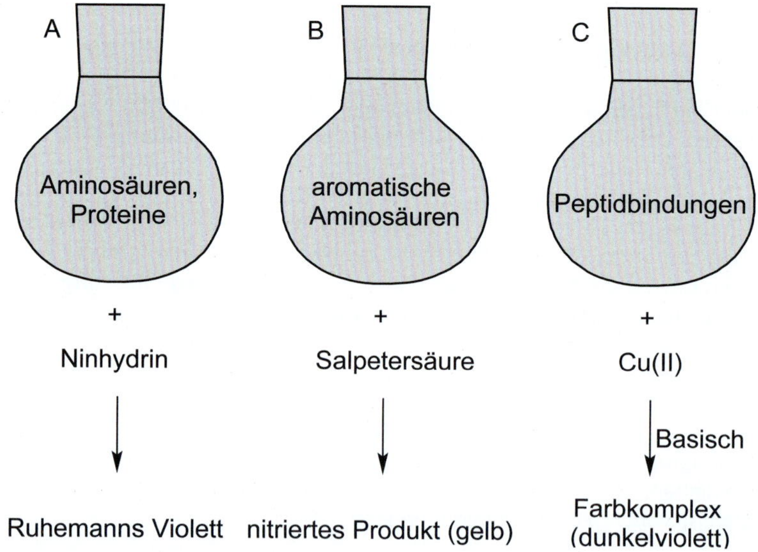

Abb. 4.6 *Proteinnachweise*

5 Erbsubstanz – Nukleinsäuren

5.1 Eigenschaften der Nukleinsäuren

Die genetischen Informationen jeder Zelle liegen im Zellkern in Form von **Nukleinsäuren** vor. Nukleinsäuren werden deshalb auch als Erbsubstanz bezeichnet. Sie dienen der Speicherung und dem Ablesen der Erbinformationen. Über viele pflanzliche und tierische Produkte werden Nukleinsäuren mit der Nahrung zugeführt. Da pflanzliche Zellen von einer für den Menschen schlecht verdaubaren Zellwand umgeben sind, werden die enthaltenen Nukleinsäuren zum Großteil wieder ausgeschieden. Nukleinsäuren tierischen Ursprungs können im Darm in Bruchstücke aufgespalten und aufgenommen werden.

5.2 Aufbau der Nukleinsäuren

Nukleinsäuren sind aus drei Bausteinen aufgebaut: einem Zucker, einer Stickstoffbase und einem Phosphat (Abb. 5.1). Durch Verknüpfung der Phosphate mit den Zuckern können Nukleinsäuren lange Polymere bilden.

Anhand des eingebauten Zuckers unterscheidet man zwei große Familien von Nukleinsäuren. **Ribonukleinsäuren** (RNA) enthalten den Zucker Ribose als Baustein, während die 2-Desoxyribose in **Desoxyribonukleinsäuren** (DNA) vorkommt.
Die Zucker sind am C1-Atom mit einer Stickstoffbase verbunden (Abb. 5.1). In der DNA kommen die Basen **Adenin**, **Guanin**, **Cytosin** und **Thymin** vor. Nach dem gleichen Prinzip ist die RNA aufgebaut, nur dass statt Thymin die nicht-methylierte Variante **Uracil** eingebaut ist.

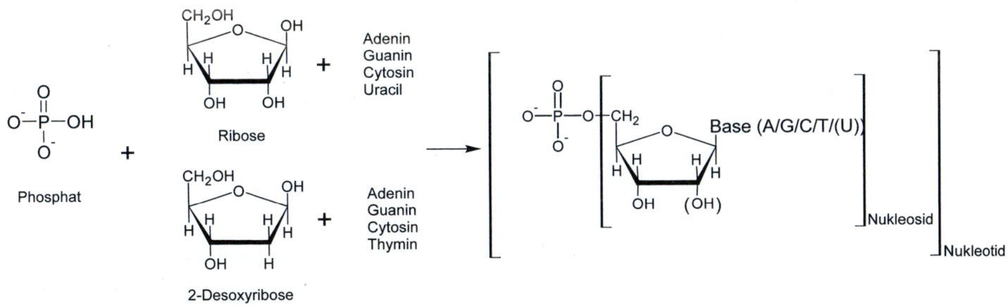

***Abb. 5.1** Aufbau von Nukleinsäuren*

> **Wichtig** **Nukleoside** bestehen aus einem Zucker und einer Stickstoffbase. Bei **Nukleotiden** ist am Zucker zusätzlich ein Phosphat gebunden.

Die Stickstoffbasen lassen sich von zwei Grundstrukturen ableiten: **Purin** und **Pyrimidin** (Abb. 5.2). Zu den Purinbasen zählen Adenin und Guanin. Die Pyrimidinbasen umfassen Cytosin, Thymin und Uracil. Durch Bildung von Wasserstoffbrücken zwischen den komplementären Basen Adenin und Thymin bzw. Uracil sowie Guanin und Cytosin bilden sich räumliche Strukturen wie die DNA-Doppelhelix aus.

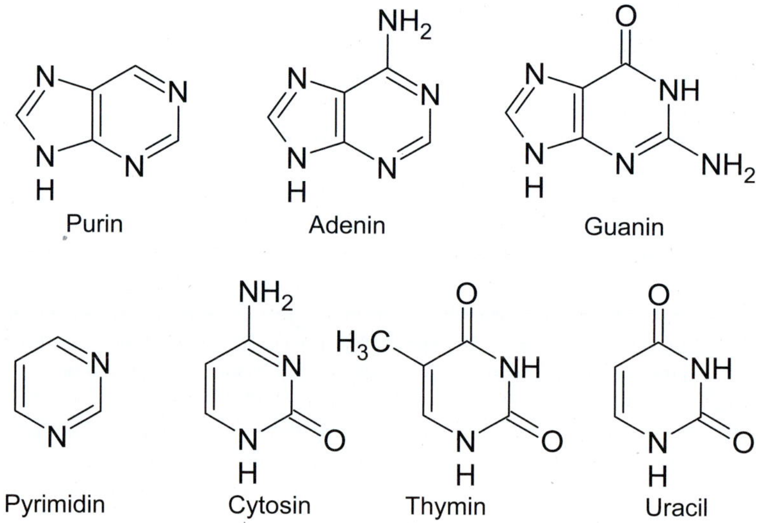

***Abb. 5.2** Stickstoffbasen der Nukleinsäuren*

epi = altgr.: dazu/ außerdem

Gut zu wissen Epigenetik und Ernährung

Nicht alle Menschen mit einem Risikogen für z. B. Diabetes entwickeln diese Krankheit, selbst wenn sie, wie eineiige Zwillinge, genetisch identisch sind. Aber warum? Viele Umwelteinflüsse, z. B. die Ernährung, hinterlassen Spuren in den Genen, die dazu führen können, dass Gene an- oder ausgeschaltet werden (**epigenetische Regulation**). Je älter (eineiige) Zwillinge sind, desto unterschiedlicheren Umwelteinflüssen sind sie im Laufe ihres Lebens ausgesetzt gewesen und desto mehr unterscheiden sich die Spuren im Erbgut (Epigenom). Daher können Risikogene in einem Zwilling aktiv sein, während sie im anderen Zwilling inaktiv bleiben. Die epigenetische Regulation erfolgt z. B. über das Anhängen von Methylgruppen an die DNA (Abb. 5.3, vgl. S. 27). Werden über die Nahrung viele Methylgruppen-Spender (Donoren) aufgenommen, so können mehr Gene methyliert werden. Die erhöhte Methylierung verändert wiederum die Art und Anzahl der aktiven Gene.

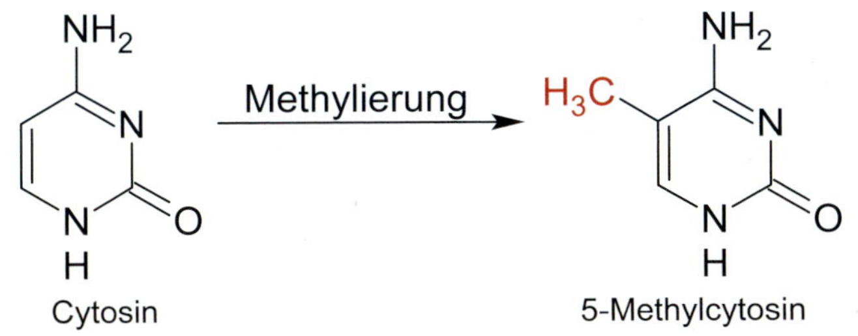

Abb. 5.3 *Epigenetische Methylierung*

5.3 Reaktionen der Nukleinsäuren

Obwohl es zwei Nukleinsäure-Familien gibt, sind die genetischen Informationen nur in Form von DNA gespeichert. Dies hängt mit der unterschiedlichen Stabilität von RNA und DNA zusammen. Die OH-Gruppe am C2-Atom der Ribose macht die RNA anfällig für spontane Spaltungen (Abb. 5.4). In der DNA fehlt diese OH-Gruppe, wodurch sie über wesentlich längere Zeit stabil bleibt.

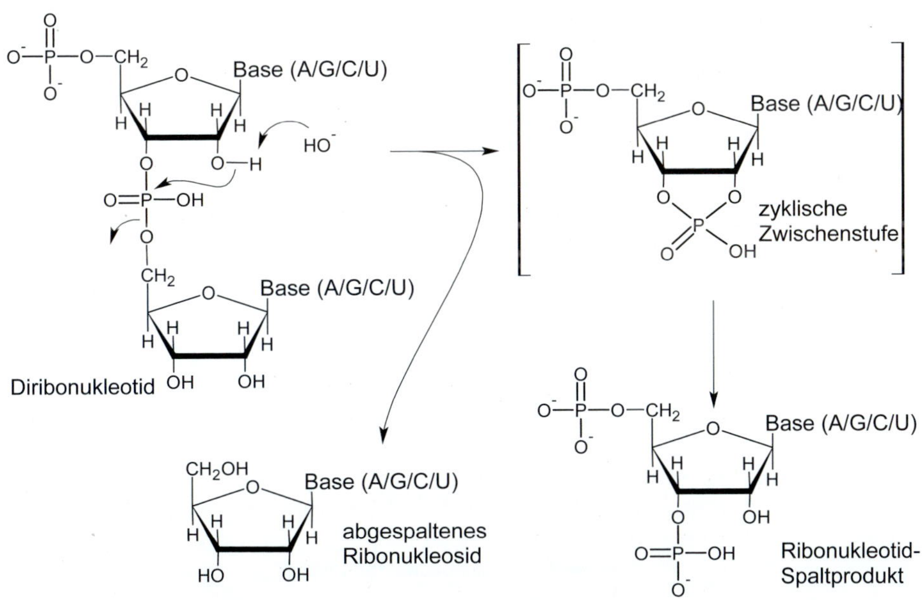

Abb. 5.4 *Basische RNA-Spaltung*

Neben dem Vorkommen in der Erbsubstanz spielen Nukleinsäuren auch im **Stoffwechsel** eine große Rolle. Durch Anhängen von Phosphatgruppen an Nukleotide kann chemische Energie gespeichert werden. Die Verbindung **Adenosintriphosphat** (**ATP**) (vgl. S. 74) hat aufgrund dieser wichtigen Funktion den Beinamen **Währung des Stoffwechsels** erhalten.

> **Wichtig** Nukleotidtriphosphate können durch Übertragung einer Phosphatgruppe oder einer Diphosphatgruppe (**Pyrophosphat**) die Stoffwechselreaktionen vorantreiben (Abb. 5.5).

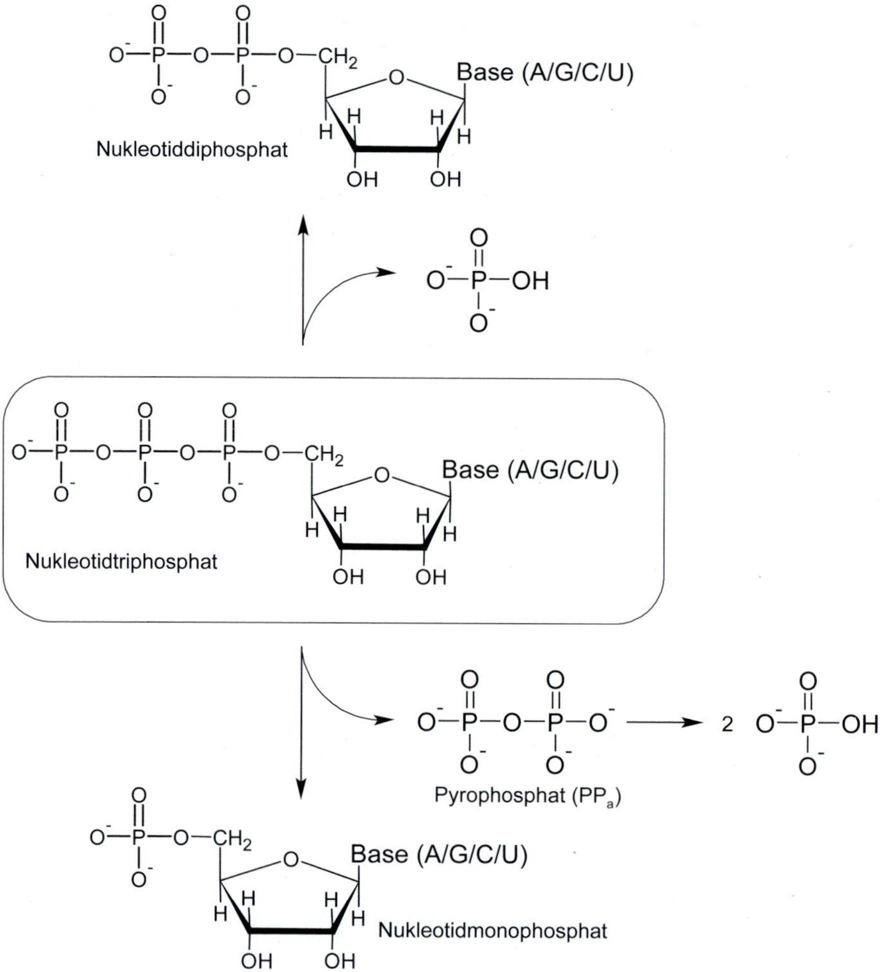

Abb. 5.5 *Spaltung von Nukleotidtriphosphaten*

6 Vitamine und Cofaktoren

Anders als bei Kohlenhydraten, Lipiden oder Proteinen braucht der Körper Vitamine nicht, um aus ihnen Energie zu erzeugen. Vitamine sind vielmehr erforderlich, damit die Energie erzeugenden Reaktionen überhaupt ablaufen können. Dazu sind geringe Mengen bereits ausreichend. Der menschliche Körper kann Vitamine nicht selbst herstellen, sie sind **essenziell**. Bei einer unzureichenden Zufuhr über die Nahrung kommt es daher zu Mangelerscheinungen (Hypovitaminosen), die zu Krankheiten führen können. Bereits das Wort Vitamin deutet auf dessen lebensnotwendige Funktion hin. Die Silbe „vita" bedeutet Leben. Viele Vitaminmoleküle haben Aminogruppen, weshalb Vitamine wortwörtlich „lebenswichtige Amine" sind.

> **Wichtig** Vitamine werden anhand ihrer Löslichkeit in **wasserlöslich** und **fettlöslich** eingeteilt.

Aus vielen wasserlöslichen Vitaminen bildet der Körper Moleküle, die an Stoffwechselreaktionen teilnehmen (**Cofaktoren**). Auf die für den Stoffwechsel wichtigsten Vitamine und Cofaktoren wird deshalb im Folgenden kurz eingegangen.

6.1 Thiamin, Thiaminpyrophosphat

Das auch als Vitamin B_1 bekannte Thiamin ist in Abb. 6.1 zu sehen. Von diesem Vitamin leitet sich der Cofaktor Thiamindiphosphat, auch Thiaminpyrophosphat (TPP) genannt, ab. TPP ist häufig bei der Spaltung und Bildung von C-C-Bindungen zu finden, die zu einer Carbonylfunktion benachbart sind. Darunter fällt auch die Decarboxylierung von α-Ketosäuren, z. B. während der oxidativen Decarboxylierung (vgl. Kap. 8.2) oder im Citratzyklus (vgl. Kap. 9.2).

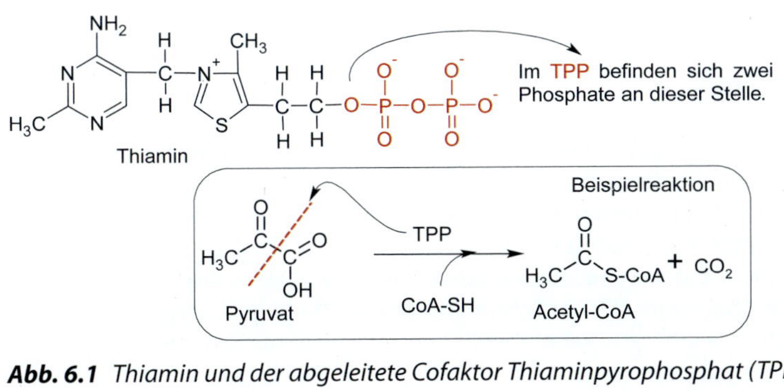

***Abb. 6.1** Thiamin und der abgeleitete Cofaktor Thiaminpyrophosphat (TPP)*

6.2 Pantothensäure, Coenzym A

Die Pantothensäure (Vitamin B_5) ist ein Baustein des Coenzym A-Moleküls (CoA, Abb. 6.2). Coenzym A kann zur Veresterung von Carbonsäuren, z. B. Essigsäure, verwendet werden. Das dabei entstehende **Acetyl-CoA** ist ein reaktiver Thioester. Die Reaktivität wird ausgenutzt, um Folgereaktionen anzutreiben.

Die Aufgabe des Coenzyms A ist die Aktivierung von Essigsäure oder anderen Fettsäuren im Stoffwechsel. Coenzym A kann durch den Adeninnukleotidrest in der Reaktionsumgebung gebunden werden. Der Nukleotidrest dient als molekularer „Griff", um das Coenzym A günstig zu positionieren.

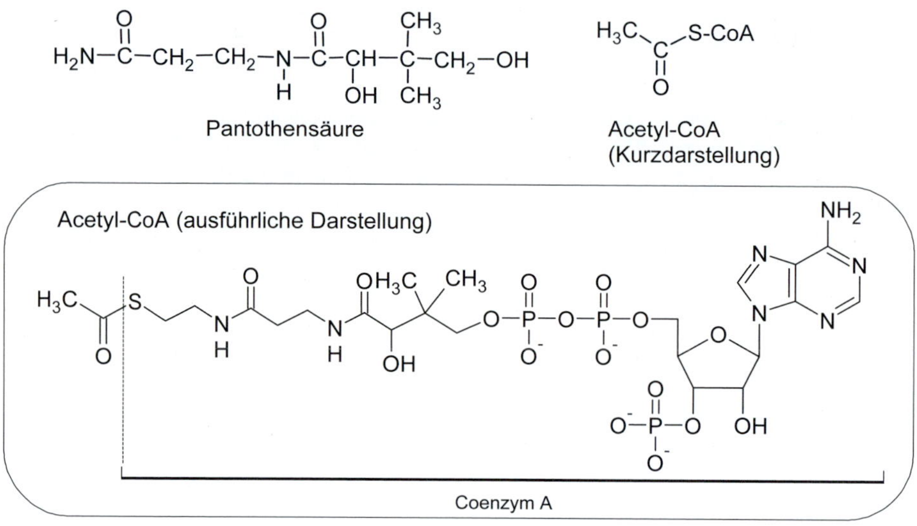

Abb. 6.2 *Pantothensäure und Coenzym A*

6.3 Biotin

Biotin ist gleichzeitig ein Cofaktor und ein Vitamin (Vitamin B_7). Die Abspaltung von CO_2 (Decarboxylierung) aus einem Molekül passiert oft spontan. Die umgekehrte Reaktion, also das Anhängen von CO_2, erfordert jedoch die Hilfe des Biotins (Abb. 6.3, vgl. S. 31).

Bei einer **Carboxylierungsreaktion** wird ein CO_2-Molekül zunächst auf Biotin übertragen. Dieser Schritt erfordert in der Regel Energie in Form von ATP. Vom Biotin aus kann das Kohlenstoffdioxid auf ein weiteres Molekül übertragen werden.

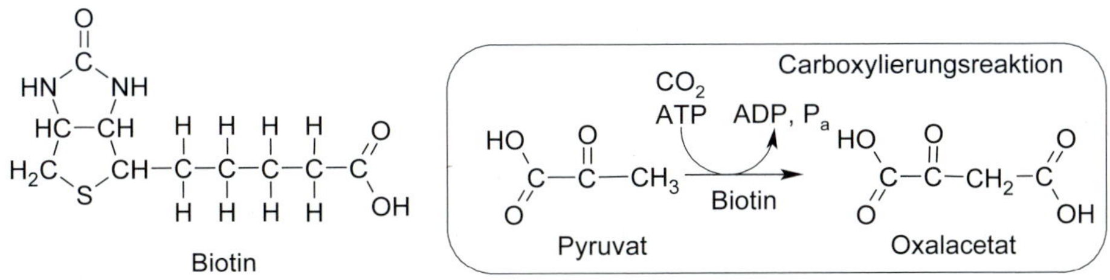

Abb. 6.3 *Biotin, Carboxylierungsreaktion*

6.4 Pyridoxin, Pyridoxalphosphat

Für den **Aminosäurestoffwechsel** ist das aus Pyridoxin (Vitamin B_6, Abb. 6.4) gebildete Pyridoxalphosphat (PALP) von zentraler Bedeutung. Dieser Cofaktor hilft u. a. beim Austausch und der Abspaltung von Aminogruppen aus Molekülen.

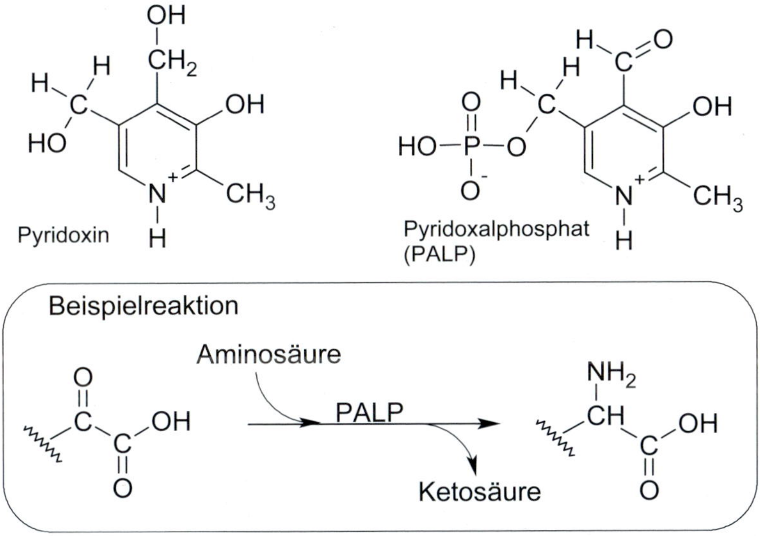

Abb. 6.4 *Pyridoxin, Pyridoxalphosphat*

6.5 Niacin, $NAD(P)^+$

Von Niacin (Vitamin B_3) leiten sich die beiden Redox-Cofaktoren Nicotinamid-Adenin-Dinukleotid (NAD^+) und Nicotinamid-Adenin-Dinukleotidphosphat ($NADP^+$) ab (Abb. 6.5).
NAD^+ ist an Redox-Reaktionen beteiligt und fungiert als **Elektronenakzeptor**. NAD^+ und $NADP^+$ sind in der Regel nicht an Proteine gebunden, sondern können frei in der Zelle diffundieren. Während der Reaktionspartner oxidiert wird, nimmt NAD^+ Elektronen auf und wird dadurch in seine reduzierte Form NADH umgewandelt. Für eine umgekehrte (Reduktions-)Reaktion wird meist NADPH verwendet, das sich vom NADH nur durch eine Phosphorylierung unterscheidet.

NAD^+ kommt häufig bei der Oxidation funktioneller Gruppen zum Einsatz, z. B. bei der Umwandlung von Malat zu Oxalacetat im Citratzyklus (vgl. Kap. 9.2).

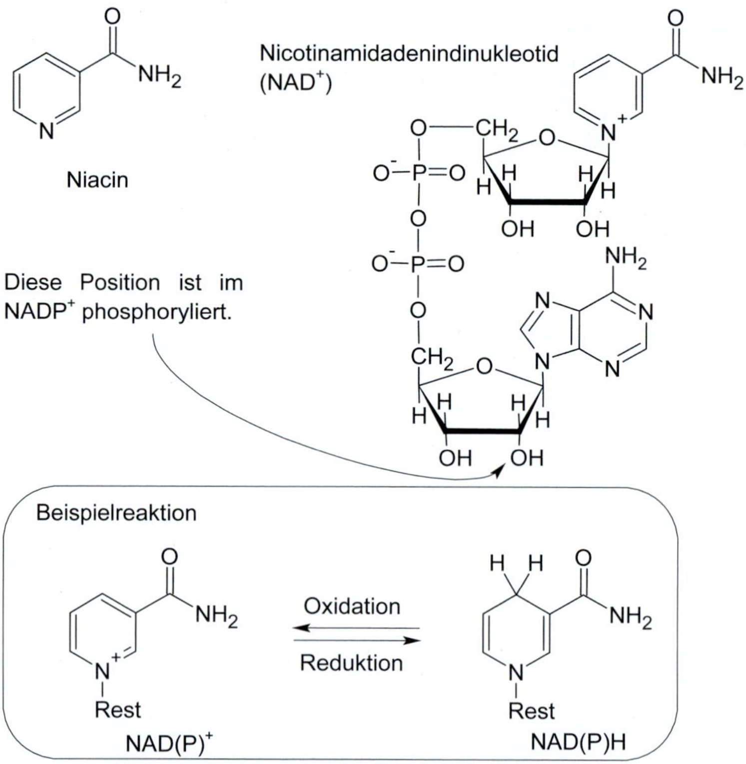

***Abb. 6.5** Niacin und $NAD(P)^+$*

6.6 Riboflavin, FAD

Vom Riboflavin (Vitamin B_2) leitet sich der in Abb. 6.6 gezeigte Cofaktor Flavin-Adenin-Dinukleotid (FAD) ab.

Wie NAD(P)$^+$ ist auch FAD ein Redox-Cofaktor, der jedoch stets **proteingebunden** vorliegt. FAD nimmt häufig an Redox-Reaktionen teil, bei denen C-C-Doppelbindungen entstehen. Dies ist beispielsweise im Citratzyklus bei der Bildung von Fumarat aus Succinat der Fall (vgl. Kap. 9.2) oder bei der β-Oxidation (vgl. Kap. 9.11).

$FADH_2$ ist die reduzierte Form von FAD und kann von der Zelle zur Produktion von ATP verwendet werden. Dabei wird $FADH_2$ oxidiert und steht als regeneriertes FAD für die Enzymreaktion erneut zur Verfügung.

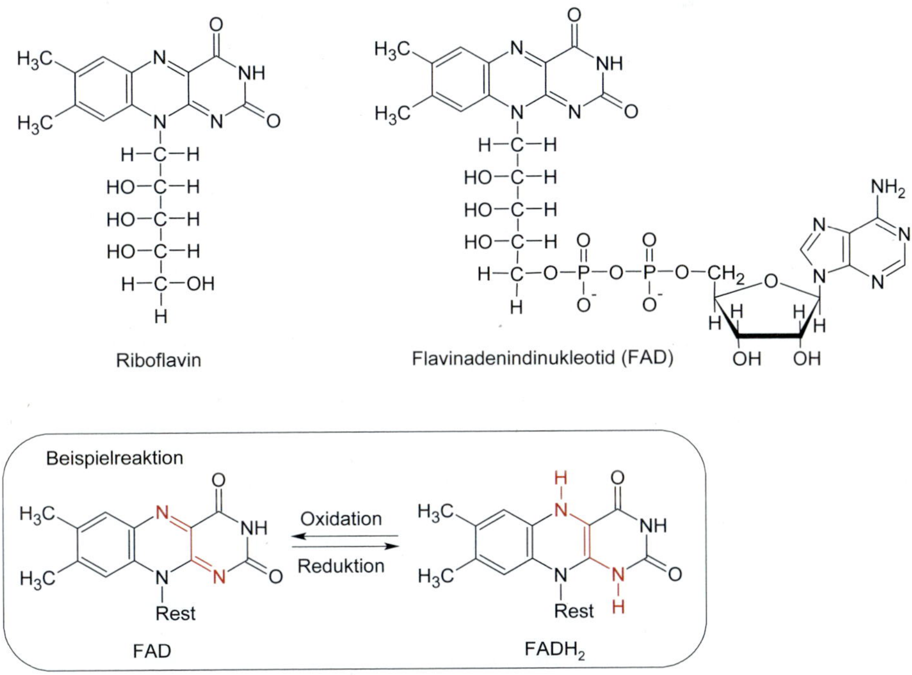

***Abb. 6.6** Riboflavin und der abgeleitete Cofaktor FAD*

6.7 Liponsäure

Die Liponsäure – ein Cofaktor – ist eine Verbindung, die Schwefelatome enthält (Abb. 6.7).

Über die Carboxylgruppe kann Liponsäure an Proteine gebunden werden und mit den Schwefelatomen z. B. den Acetatteil des Acetyl-CoA annehmen. Die Liponsäure fungiert somit als molekularer Arm und reicht das Acetat weiter. Dabei werden die Schwefelatome reduziert. Liponsäure kann durch Redox-Cofaktoren, z. B. FAD, wieder oxidiert werden.

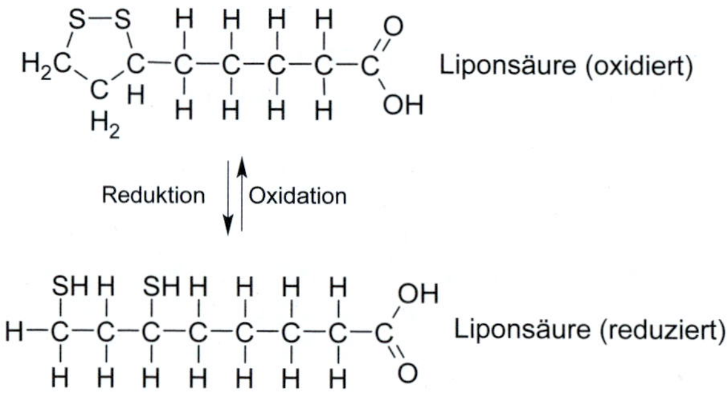

***Abb. 6.7** Liponsäure*

> **Das Wichtigste zum Schluss**
>
> - Mit der **Nahrung** gelangen **Kohlenhydrate**, **Lipide**, **Proteine**, **Nukleinsäuren** und **Mineralstoffe** sowie **Vitamine** in den menschlichen Körper.
> - **Kohlenhydrate** sind die wichtigsten **Energielieferanten** für den Körper. Sie sind durch zahlreiche Hydroxylgruppen gut **wasserlöslich**.
> - Durch **Halb-** und **Vollacetalbindungen** können Kohlenhydrate **Mono-**, **Di-** und **Polysaccharide** bilden.
> - **Lipide** sind **wasserunlöslich**.
> - **Fettsäuren** zählen zu den Lipiden und können **gesättigt** oder **ungesättigt** sein.
> - Mit Glycerin werden Fettsäuren zu **Triglyceriden** verestert.
> - **Proteine** sind aus **Aminosäuren** aufgebaut. Einzelne Aminosäuren werden über eine **Peptidbindung** zu Peptiden und Proteinen verknüpft.
> - Die DNA-Doppelhelix ist aus **Nukleinsäuren** aufgebaut und speichert die **Erbinformationen**.
> - **Wasserlösliche Vitamine** sind die Vorstufen zahlreicher **Cofaktoren**, die für Stoffwechselreaktionen gebraucht werden.

7 Nahrungsaufnahme und Nährstofftransport

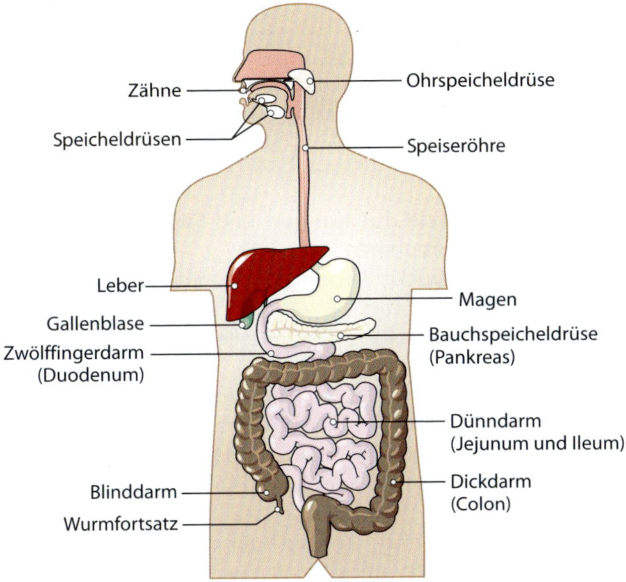

Abb. 7.1 *Der menschliche Verdauungstrakt*

Auf einen Blick Wenn die Verfügbarkeit von Nährstoffen abnimmt, signalisiert der Körper über verschiedene Wege, dass er **Hunger** hat. Das Hungergefühl veranlasst die Aufnahme von Nahrung. Die Nahrung wird über den **Mund** aufgenommen und gelangt anschließend über die **Speiseröhre** in den **Magen-Darm-Trakt**. Im Magen wird der Nahrungsbrei vorläufig gespeichert und verzögert in den Dünndarm weitergegeben. Im Darm finden die eigentlichen Verdauungsvorgänge statt. Durch Enzyme werden die Nahrungsmoleküle in ihre molekularen Bausteine zerlegt und von den Zellen der Darmwand aufgenommen. Über den Blutkreislauf werden die Nährstoffe im gesamten Körper verteilt.

Was Sie erwartet Dieses Kapitel geht, angefangen beim Hungergefühl, auf die biochemischen Vorgänge ein, die während der Verdauung ablaufen.

7.1 Hungersignale

Liegt die letzte Mahlzeit einige Stunden zurück, so entsteht ein Hungergefühl. Der Körper signalisiert damit, dass die unmittelbare Verfügbarkeit von Nährstoffen im Blut gesunken ist und daher erneut Nahrung aufgenommen werden sollte.

> **Wichtig** Die aus der Nahrung gewonnene Energie wird vor allem benötigt, um das Gehirn zu versorgen, Muskeln zu bewegen und die Körpertemperatur aufrechtzuerhalten.

Das **Gehirn** ist die Steuerzentrale des **Hunger-** und **Sättigungsgefühls**. Hier laufen zahlreiche Signale zusammen (Abb. 7.2):

- **Insulin** wird bei hohen Blutzuckerwerten ausgeschüttet und wird im Gehirn als Sättigungssignal registriert.
- Gleichzeitig messen Glucose-sensitive Nervenzellen im Gehirn und in anderen Organen den **Blutzuckerspiegel.**
- Das **Sättigungshormon Leptin** (vgl. S. 53) wird proportional zur Fettgewebsmenge gebildet. Sind größere Fettdepots vorhanden, wird durch das Leptinsignal die Nahrungsaufnahme vermindert oder eingestellt.
- Auch das Glückshormon **Serotonin** kann den Hunger vorübergehend dämpfen.
- Ähnlich verringert das Peptidhormon **PYY** die Nahrungsaufnahme.
- Im Gegensatz zu den obigen Sättigungssignalen wird das Hormon **Ghrelin** während **Hungerphasen** ausgeschüttet und stimuliert im Gehirn die Nahrungsaufnahme. Nach einer Mahlzeit nimmt der Ghrelinspiegel wieder ab.

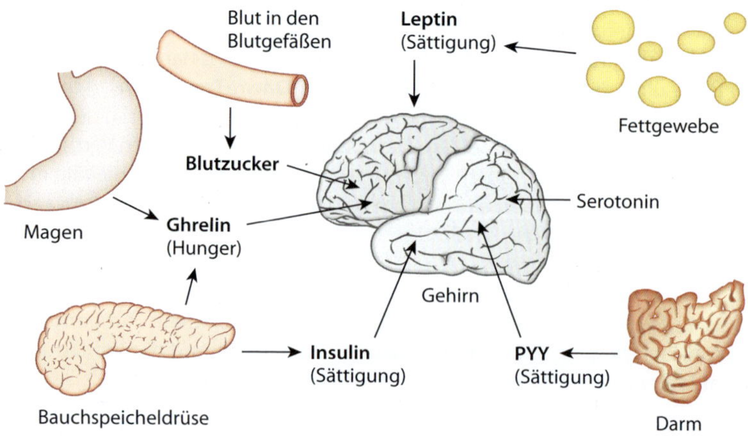

***Abb. 7.2** Hunger- und Sättigungssignale*

7.2 Mund und Speiseröhre

Der Verdauungsprozess im menschlichen Körper zielt darauf ab, die Nahrungsbestandteile in kleinere Bausteine zu zerlegen, die vom Körper aufgenommen und verwertet werden können. Aus den Bausteinen werden entweder neue Moleküle aufgebaut oder durch chemische Reaktionen Energie in Form von ATP gewonnen (vgl. Kap. 9.3, Kap. 9.4).

Die Verdauung besteht aus vielen Schritten. Der erste Schritt ist die **mechanische Zerkleinerung** der Nahrung. Die Nahrung wird im Mund gekaut (Abb. 7.3). Je kleiner die Nahrung zerkaut wird, desto größer ist deren Oberfläche. Das ist wichtig, da die Abbaureaktionen stets an der Nahrungsoberfläche stattfinden. Eine große Oberfläche ermöglicht die effiziente Verdauung der Nahrung.
Neben der mechanischen Zerkleinerung finden bereits erste Spaltungsreaktionen im Mund statt. Diese brauchen normalerweise hohe Temperaturen, um in Gang zu kommen. Dies ist im menschlichen Körper nicht möglich. Deshalb verwendet der Körper **Enzyme** als Hilfsmittel.

Kohlenhydrate	Lipide	Proteine	Nukleinsäuren
Amylase	–	–	–

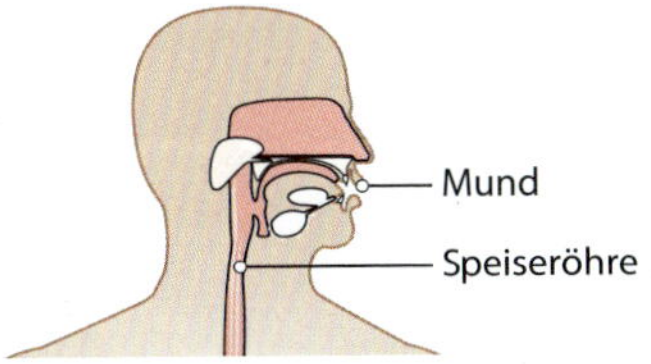

Abb. 7.3 *Mund und Speiseröhre mit dem aktiven Enzym Amylase*

Jedes Enzym unterstützt eine spezielle Reaktion. Beim Zerkleinern der Nahrung im Mund werden zusammen mit dem Speichel **Amylasen** unter den Nahrungsbrei gemischt (Abb. 7.3).

Wichtig Katalysatoren ermöglichen den Ablauf einer Reaktion unter wesentlich milderen Bedingungen. Enzyme sind Biokatalysatoren. Sie ermöglichen die chemische Umwandlung von Nahrung bei 37 °C Körpertemperatur (Abb. 7.4). Enzyme haben oft die Endung -**ase**.

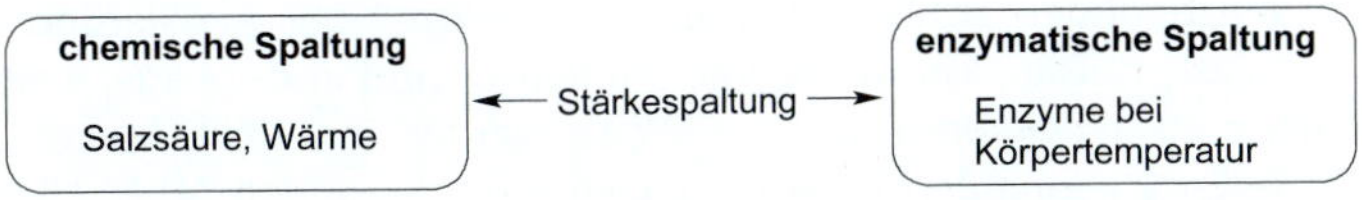
chemische Spaltung
Salzsäure, Wärme
Stärkespaltung
enzymatische Spaltung
Enzyme bei Körpertemperatur

Abb. 7.4 *Spaltung von Stärke*

Amylasen im Mund beginnen mit der Zuckerverdauung. Sie greifen die langen Zuckermoleküle, z. B. Stärke, an und spalten sie. Dadurch werden die großen Stärke-Moleküle in kleinere Bruchstücke zerlegt.
Über die **Speiseröhre** gelangt der Speisebrei in den Magen.

7.3 Magen

Der Magen erfüllt mehrere Aufgaben bei der Verdauung. Zum einen dient er als **Stauventil**, d. h., er hält Nahrung vor der eigentlichen Verdauung im Darm zurück und lässt sie nur in kleinen kontinuierlichen Dosen dorthin weiter. Zum anderen herrscht im Magen durch die Magensäure ein **saures Milieu**. Viele Bakterien sind nicht in der Lage, unter diesen Bedingungen zu überleben. Der Magen dient also zur **Desinfektion** des Nahrungsbreies.
Im Magen beginnen die ersten Reaktionen der Proteinverdauung. Durch den **sauren pH-Wert** von 1 bis 3 **entfalten** sich viele **Proteine**, wodurch sie eine größere Oberfläche erhalten und leichter angreifbar sind. **Peptidasen**, z. B. Trypsin, sind spezielle Enzyme im Magen, die bei niedrigem pH-Wert optimal arbeiten. Sie beginnen, die denaturierten Protein-Moleküle zu zerkleinern. Die Peptidasen werden nicht als aktive Enzyme ausgeschüttet, sondern als Enzymvorstufen (**Zymogene**).

Kohlenhydrate	Lipide	Proteine	Nukleinsäuren
Amylase	Lipasen	Zymogene, Peptidasen, Denaturierung durch niedrigen pH-Wert	–

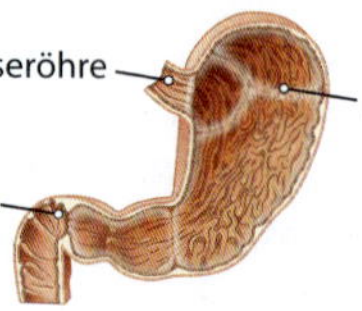

Abb. 7.5 *Der Magen und seine Verdauungsvorgänge*

> **Wichtig** Das Ausschütten der inaktiven Enzymvorstufen schützt die produzierenden Zellen vor der Selbstverdauung.

Durch den geringen pH-Wert kommt es vereinzelt zur Aktivierung der Enzymvorstufen. Die aktiven Enzyme wiederum sind in der Lage, weitere Zymogene zu aktivieren. Auf diese Weise werden innerhalb kurzer Zeit sämtliche Enzymvorstufen in aktive Enzyme umgewandelt (Abb. 7.6, vgl. S. 39). Dies nennt man das **Zymogenprinzip**.

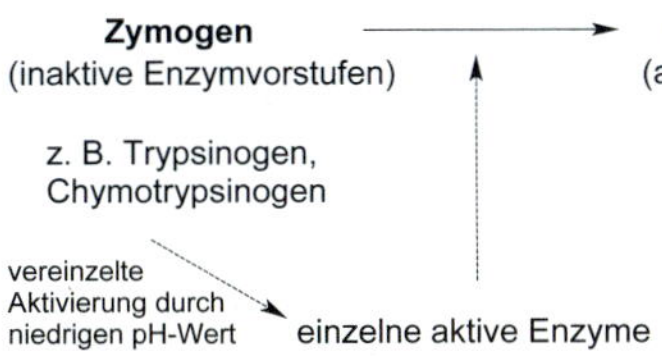

Abb. 7.6 *Zymogenprinzip*

> **Wichtig** **Inaktive** Enzymvorstufen erhalten die Silbe **-ogen**, z. B. Trypsinogen oder Chymotrypsinogen.

Im Magen befinden sich auch fettspaltende Enzyme (Lipasen). Für Säuglinge haben diese Enzyme eine große Bedeutung bei der Verdauung der fettreichen Muttermilch. Im erwachsenen Menschen spielen die Magenlipasen bei der Lipidverdauung jedoch keine Rolle mehr.

7.4 Zwölffingerdarm

Der Zwölffingerdarm (Duodenum) schließt sich an den Magen an. Das Duodenum ist der oberste Abschnitt des Dünndarms. Über die Bauchspeicheldrüse (**Pankreas**) gelangen mit dem Bauchspeichel zahlreiche Verdauungsenzyme in das Duodenum (Abb. 7.7).

Kohlenhydrate	Lipide	Proteine	Nukleinsäuren
Amylasen, Glucosidasen	Galle, Lipasen	Trypsin, Chymotrypsin, Carboxypeptidasen	Ribonucleasen, Desoxyribonucleasen

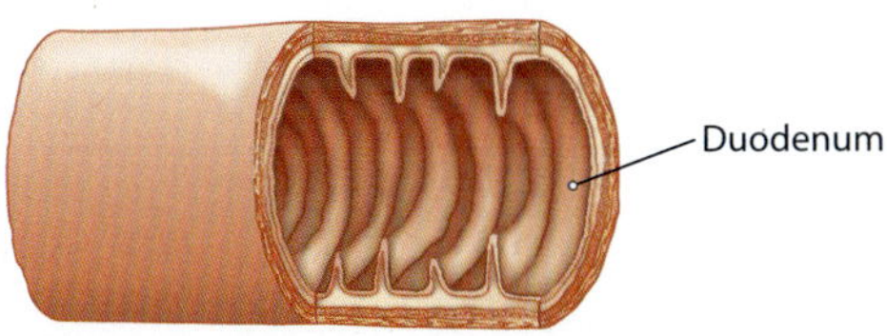

Abb. 7.7 *Das Duodenum und seine Verdauungsenzyme*

Kohlenhydrate, z. B. Stärke, weisen unterschiedliche Arten der Zuckerverknüpfung auf. Für jede Art der Verknüpfung sind spezialisierte Abbauenzyme notwendig. **α-1,6-Glucosidasen** lösen α-1,6-glykosidische Bindungen, die in Glykogen oder Amylopektin auftreten (vgl. S. 11). Durch **α-Amylasen** werden α-1,4-verknüpfte Stärke- und Glykogen-Moleküle in Bruchstücke zerlegt. Es entstehen größere Bruchstücke (Dextrine) und kleine Disaccharide (Abb. 7.8, vgl. S. 40).

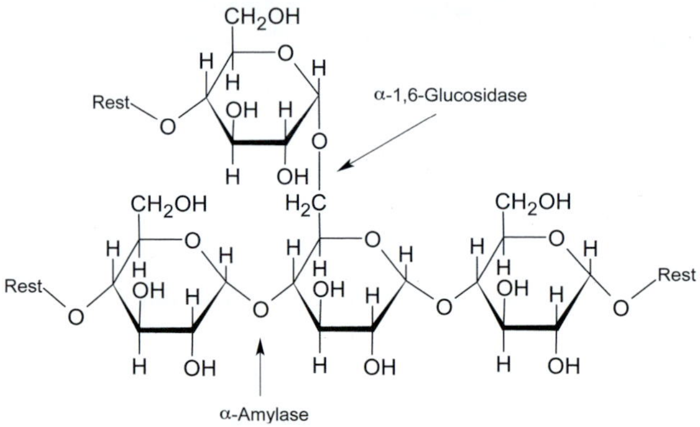

Abb. 7.8 *Kohlenhydratabbau*

In den Zwölffingerdarm mündet auch der Ausgang der Leber und der Gallenblase. Die **Galle** ist ein wichtiger Bestandteil der Lipidverdauung. Sie enthält Gallensäuren, welche die hydrophoben Lipide in der wässrigen Umgebung verteilen (vgl. S. 15). Lipide werden auf diese Weise für **Lipasen** zugänglich. Lipasen spalten Triglyceride in freie Fettsäuren und Glycerin bzw. β-Monoglyceride (vgl. Kap. 9.11).
Auch die Vorstufen von proteinabbauenden Enzymen gelangen mit dem Bauchspeichel in das Duodenum. **Endopeptidasen** spalten Proteine und Peptide innerhalb der Aminosäure-Kette (Abb. 7.9). Im Gegensatz dazu spalten **Exopeptidasen** Aminosäuren von den Enden der Kette ab.

> **Wichtig** Es gibt zwei Arten von Exopeptidasen. **Aminopeptidasen** spalten die Aminosäure-Kette vom Aminoende her auf. **Carboxypeptidasen** reagieren mit dem Carboxylende der Aminosäure-Kette.

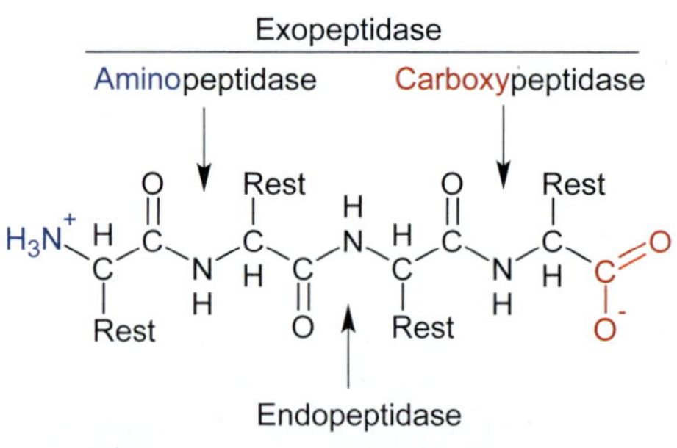

Abb. 7.9 *Die verschiedenen Peptidasen*

Das Pankreassekret enthält auch **Ribonucleasen** und **Desoxyribonucleasen**, die RNA- und DNA-Moleküle aus der Nahrung im Duodenum aufspalten.

7.5 Dünndarm und Dickdarm

Die im Duodenum begonnenen Verdauungsschritte gehen im zweiten Abschnitt des **Dünndarms** (Abb. 7.10) weiter. Dieser Abschnitt unterteilt sich in das Jejunum und das Ileum. Zusätzlich zu den bisherigen Verdauungssekreten werden hier weitere Enzyme ausgeschüttet. Dadurch werden nahezu alle vorgespaltenen Nahrungsmoleküle vollständig aufgespalten.

Kohlenhydrate	Lipide	Proteine	Nukleinsäuren
Amylasen, Glucosidasen, Galaktosidasen	Lipasen	Endopeptidasen, Exopeptidasen	Phosphatasen, Polynucleotidasen, Nucleosidasen

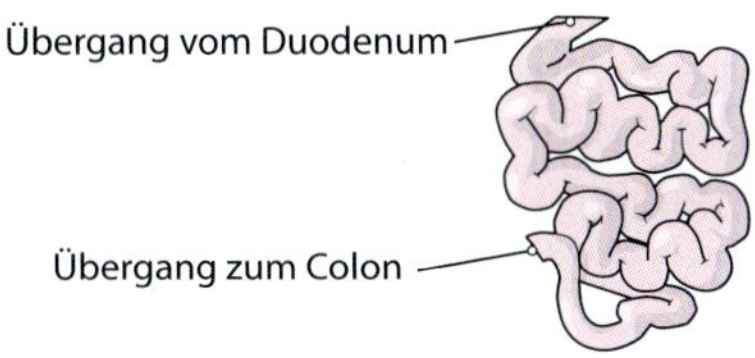

***Abb. 7.10** Der Dünndarm und seine Verdauungsenzyme*

Die vorverdauten Disaccharide, z. B. Maltose, Saccharose oder Lactose, werden durch Enzyme in Monosaccharide zerlegt (Abb. 7.11). Die Monosaccharide werden von den Darmzellen aufgenommen.

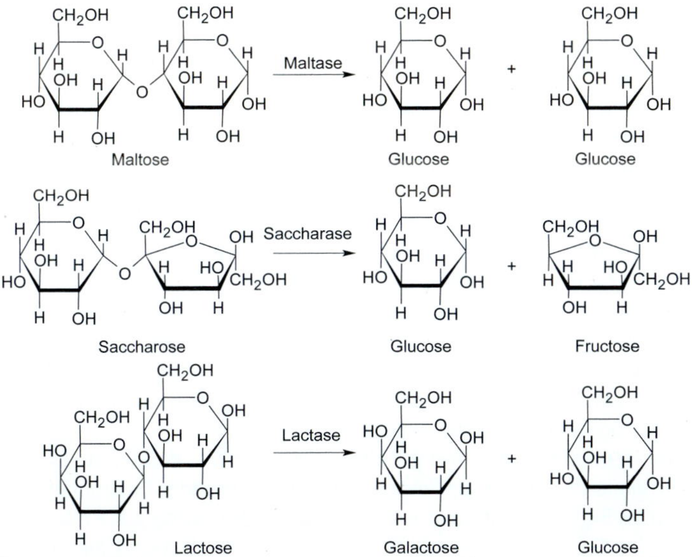

***Abb. 7.11** Disaccharidasen*

Die Bruchstücke der Proteinverdauung (Peptide) werden von Peptidasen, z. B. Dipeptidasen, in Aminosäuren zerlegt. Diese werden anschließend von den Dünndarmzellen aufgenommen.

> **Gut zu wissen Darmflora**
> Der menschliche Darm ist von zahlreichen **Mikroorganismen** besiedelt, die in ihrer Gesamtheit als **Darmflora** bezeichnet werden. Die Mikroorganismen können Nahrungsbestandteile, für die die Darmzellen keine Enzyme besitzen, z. B. Ballaststoffe, verdauen. Die Darmflora beeinflusst daher, wie viel Energie bzw. wie viele Nährstoffe tatsächlich aus der aufgenommenen Nahrung gewonnen werden können. Bei Diabetes-Patienten oder adipösen Personen findet sich häufig eine veränderte Darmflora. Die Frage nach Art und Anzahl der Mikroorganismen im Darm hat sich in den vergangenen Jahren zu einem neuen Forschungsfeld entwickelt. Es wird untersucht, inwieweit die Darmflora zur Entstehung ernährungsmitbedingter Krankheiten beiträgt und ob eine Optimierung der Darmflora eine effektive Behandlungsmöglichkeit darstellt.

Im **Dickdarm (Colon)** erfolgt die Rückresorption von Wasser. Es werden keine weiteren Verdauungssekrete zugesetzt. Daher wird auf den Dickdarm und die Ausscheidung der unverdaulichen Bestandteile nicht weiter eingegangen.

7.6 Bauchspeicheldrüse

Die Bauchspeicheldrüse, auch **Pankreas** genannt, bildet den Bauchspeichelsaft. In den Zellen des Pankreas werden viele Enzyme bzw. Enzymvorstufen gebildet, die in den Dünndarm ausgeschüttet werden.
Zusätzlich spielt die Bauchspeicheldrüse eine zentrale Rolle bei der Regulation des **Glucosestoffwechsels**.
Der Pankreas (Abb. 7.12, vgl. S. 43) enthält unterschiedliche Zelltypen, wobei die Funktion der **α-** und **β-Zellen** am bekanntesten ist.
In den **α-Zellen** wird das Hormon **Glucagon** produziert. Durch Ausschüttung von Glucagon wird der Blutzuckerspiegel erhöht. Die Kohlenhydratvorräte in den Zellen werden abgebaut und in Form von Glucose ins Blut transportiert. Auf diese Weise wird z. B. in Flucht- oder Stresssituationen den Muskeln genügend Energie zur Verfügung gestellt.
Das Hormon **Insulin** wird in den **β-Zellen** gebildet. Das produzierte Insulin wird in Vesikeln der Zellen gespeichert und bei steigender Blutzuckerkonzentration ins Blut ausgeschüttet. Insulin ist für viele Gewebe, z. B. für Muskel und Fett, das Signal, Glucose aus dem Blut aufzunehmen und damit den Blutzuckerspiegel zu senken.

α-Zellen	β-Zellen
Glucagon	Insulin

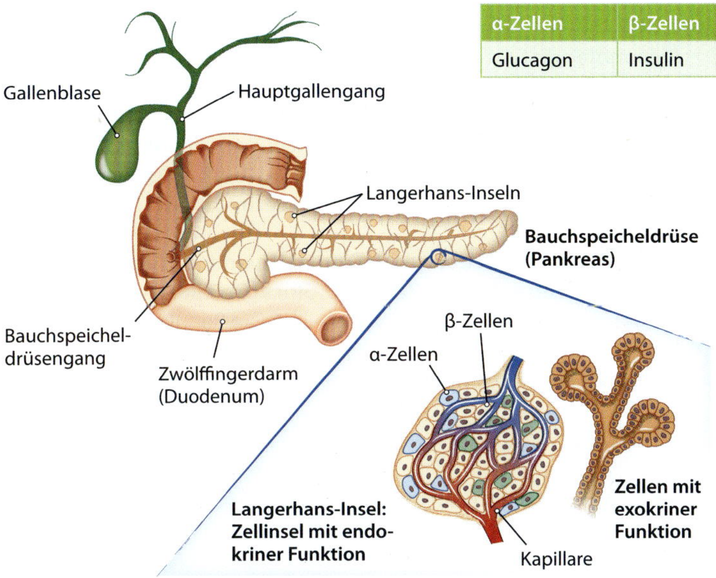

***Abb. 7.12** α- und β-Zellen des Pankreas*

Die genauen Mechanismen, wie Glucose die Insulinausschüttung bewirkt, sind nicht vollständig geklärt. Nach dem Transport der Glucose in die β-Zellen wird der Zucker abgebaut (Abb. 7.13). Der erste Schritt der Abbaureaktionen wird dabei von der **Glucokinase** katalysiert. Durch den Glucoseabbau nimmt die Energie – in Form von ATP – in der Zelle zu (vgl. Kap. 9.1, Kap. 9.4). Der Wechsel des Energiestatus führt zur Öffnung von Ionentransportern in der Zelle, was eine Signalkette auslöst, die zur Ausschüttung der Insulin-Vesikel führt.

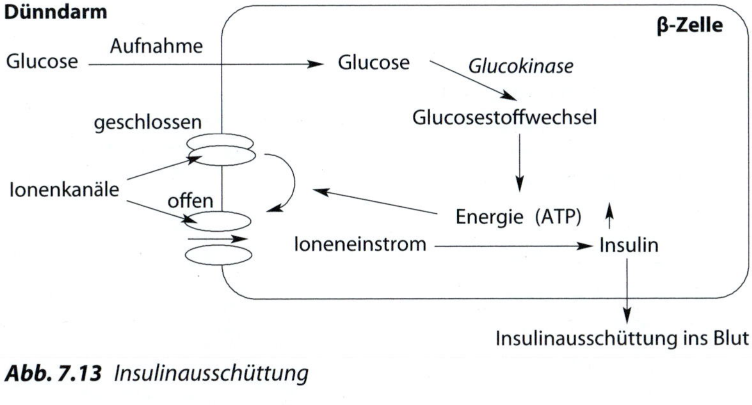

***Abb. 7.13** Insulinausschüttung*

Gut zu wissen **Inkretin-Effekt**

Die Aufnahme von Glucose bewirkt, dass in den β-Zellen der Bauchspeicheldrüse Insulin ausgeschüttet wird. Interessanterweise ist die Insulinausschüttung geringer, wenn die Glucose direkt in die Blutbahn gespritzt wird. Wird die gleiche Menge Glucose mit der Nahrung aufgenommen und durchläuft den Verdauungstrakt, so ist die Insulinausschüttung größer. Dies ist der **Inkretin-Effekt**.

Neben der Blutzuckerkonzentration sind die Inkretine **glucoseabhängiges insulinotropes Peptid (GIP)** und **Glucagon-like-Peptid-1 (GLP-1)** an der Insulinausschüttung beteiligt. Die Regulation von Insulin durch Inkretine wird untersucht, um neue Behandlungsansätze für Diabetes mellitus zu finden.

Das Wichtigste zum Schluss

- Das **Hunger- und Sättigungsgefühl** wird durch viele Signale beeinflusst, u. a. durch den **Blutzuckerspiegel** und die **Hormone** Insulin, Leptin, Serotonin, PYY und Ghrelin.
- Während des **Verdauungsprozesses** wird die aufgenommene **Nahrung in kleinere Moleküle** zerlegt, die von den Zellen des Verdauungstrakts aufgenommen werden können.
- Im **Mund** wird Nahrung mechanisch zerkleinert.
- **Enzyme** lassen die Spaltungsreaktionen bei Körpertemperatur ablaufen.
- Im **Magen** wird der Speisebrei desinfiziert und der saure pH-Wert zerstört Proteinstrukturen.
- Im **Dünndarm** wird die Nahrung mithilfe der Verdauungsenzyme vollständig aufgespalten und über das Blut zu den einzelnen Organen transportiert.
- Der **Pankreas** produziert die im Dünndarm benötigten **Verdauungsenzyme**.
- Wichtige Enzyme der **Kohlenhydratverdauung** sind Amylasen und Disaccharidasen.
- Lipasen sind **fettspaltende Enzyme**.
- Proteine werden durch **Peptidasen** und **Proteasen** gespalten.
- Der **Pankreas** reguliert den Blutzuckerspiegel über die Hormone **Insulin** und **Glucagon**.

8 Was tun mit den vielen Nährstoffen?

Nach einer Mahlzeit steigt der Pegel an Glucose und anderen Nährstoffen, die den Zellen zur Verfügung stehen, an. Die β-Zellen des Pankreas schütten das Hormon **Insulin** aus. Insulin stimuliert die **Bildung (Synthese)** von **Glykogen** in Leber und Muskel, die **Fettsynthese** im Fettgewebe und den **Pentosephosphatweg** im Zytosol, um das für die Fettsynthese notwendige NADPH bereitzustellen.
In den folgenden Kapiteln geht es um diese **drei** Wege, über die Insulin den Aufbau von Reserven bewirkt. Die Umwandlung von Glucose in andere Speicherformen senkt den Blutzuckerspiegel auf Normalniveau.

8.1 Glykogensynthese

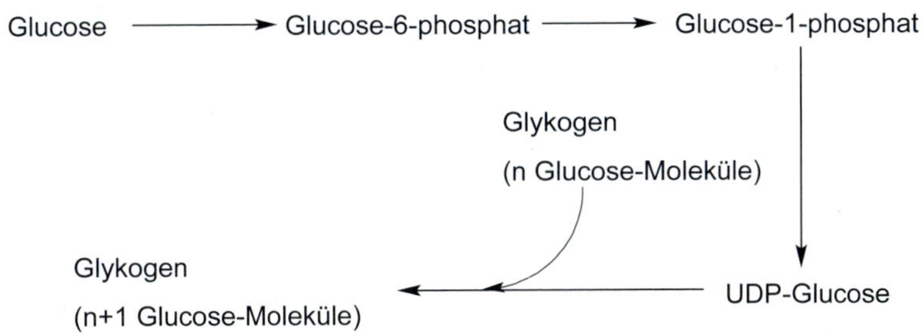

Abb. 8.1 *Glykogensynthese*

> **Auf einen Blick** Nach einer Mahlzeit ist der Blutzuckerspiegel, bedingt durch den aufgenommenen Zucker, hoch und es wird von der Bauchspeicheldrüse das Hormon Insulin ausgeschüttet. Dieses Signalmolekül veranlasst die Körperzellen, den Blutzucker aufzunehmen und aus ihm Reserven anzulegen. Der Blutzucker kann beispielsweise von Muskel- und Leberzellen aufgenommen und in das langkettige Zuckerspeicher-Molekül **Glykogen** umgewandelt bzw. eingebaut werden.
>
> **Was Sie erwartet** In diesem Kapitel geht es um die einzelnen Schritte, die zur Bildung von Glykogen aus dem Blutzucker Glucose notwendig sind (Abb. 8.1).

Die lang- und kurzkettigen Kohlenhydrate aus der Nahrung werden verdaut (vgl. Kap. 7) und als Monosaccharide, z.B. Glucose, aufgenommen. Die Verteilung der Moleküle im Körper erfolgt über die Blutbahn.

Die nach einer Mahlzeit aufgenommene Glucose übersteigt jedoch oft das Maß, das zur Deckung des normalen Energiebedarfs erforderlich ist. Die überschüssige Glucose wird verwendet, um im Muskel und in der Leber Reserven aufzubauen. Auf diese kann bei Bedarf zurückgegriffen werden. Die Glucose wird zum langkettigen Zuckermolekül **Glykogen** verknüpft. Den Kern eines Glykogen-Moleküls bildet das Protein **Glykogenin**. Daran werden kontinuierlich neue Glucose-Bausteine angehängt.

8.1.1 Schritt 1 der Glykogensynthese – Glucose-6-phosphat

Aus dem Blut wird Glucose in die Zellen aufgenommen. Als Erstes wird die Glucose durch das Enzym **Hexokinase** zu Glucose-6-phosphat (G6P) umgewandelt, wobei ein ATP verbraucht wird (Abb. 8.2).

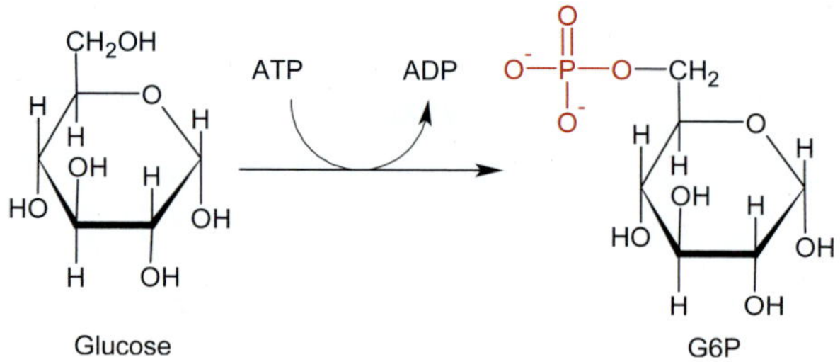

Abb. 8.2 *Phosphorylierung von Glucose zu Glucose-6-phosphat*

> **Wichtig** Phosphatgruppen weisen eine negative Ladung auf. Phosphorylierte Glucose ist daher ein negativ geladenes Molekül. Die Ladung verhindert, dass Glucose durch die Zellmembran hindurchgeht und aus der Zelle verschwindet.

8.1.2 Schritt 2 der Glykogensynthese – Isomerisierung

Glucose-6-phosphat ist ein wichtiger Metabolit, welcher in viele Wege des Kohlenhydratstoffwechsels einfließen kann. Um Glykogen aufzubauen, wird der Phosphatrest an eine andere Position verschoben und es entsteht das **Isomer Glucose-1-phosphat** (G1P, Abb. 8.3, vgl. S. 47). Die Isomerisierung ist notwendig, da im späteren Verlauf das Glucose-Molekül über die C1-OH-Gruppe mit einer Glykogen-Kette verbunden wird.

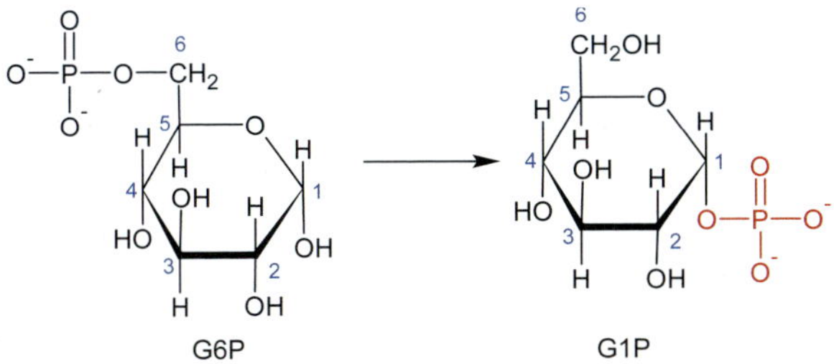

Abb. 8.3 *Isomerisierung von Glucose-6-phosphat zu Glucose-1-phosphat*

8.1.3 Schritt 3 der Glykogensynthese – UDP-Glucose

Jede Reaktion erfordert einen Antrieb, um ablaufen zu können. Das Anhängen von Glucose an Glykogen ist dabei keine Ausnahme. Die Antriebskraft wird im Folgeschritt durch das Anhängen eines Nukleotidtriphosphats geliefert. Ein Molekül Uraciltriphosphat (UTP) wird unter Abspaltung von Pyrophosphat (PP_a) an G1P angehängt. Das Pyrophosphat wird schnell von Phosphatasen in der Zelle gespalten. Durch den raschen Abbau des Pyrophosphats wird die Gesamtreaktion (Abb. 8.4) sozusagen angetrieben.

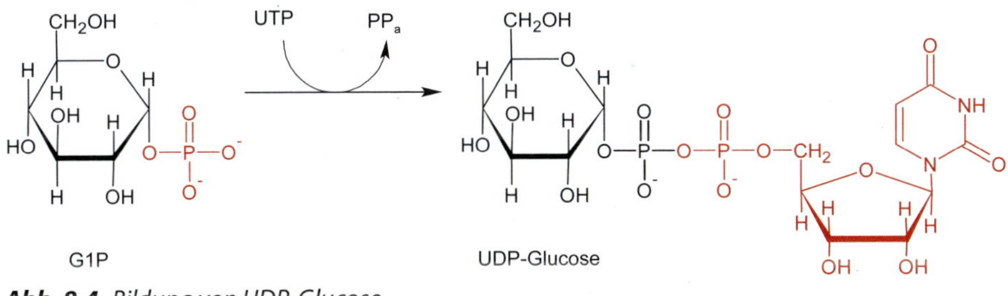

Abb. 8.4 *Bildung von UDP-Glucose*

8.1.4 Schritt 4 der Glykogensynthese – Kettenverlängerung

Die UDP-Glucose kann an das Ende eines Glykogen-Moleküls angehängt werden. Unter Abspaltung von UDP reagiert der Glucose-Teil mit der C4-OH-Gruppe. Damit ist die Glykogen-Kette nun um einen Baustein verlängert worden (Abb. 8.5, vgl. S. 48).

> **Wichtig** Es erfordert Energie, ein Molekül Glucose in Glykogen einzufügen. Diese Energie wird durch UTP bereitgestellt. Es wird folglich ein Äquivalent ATP verbraucht.

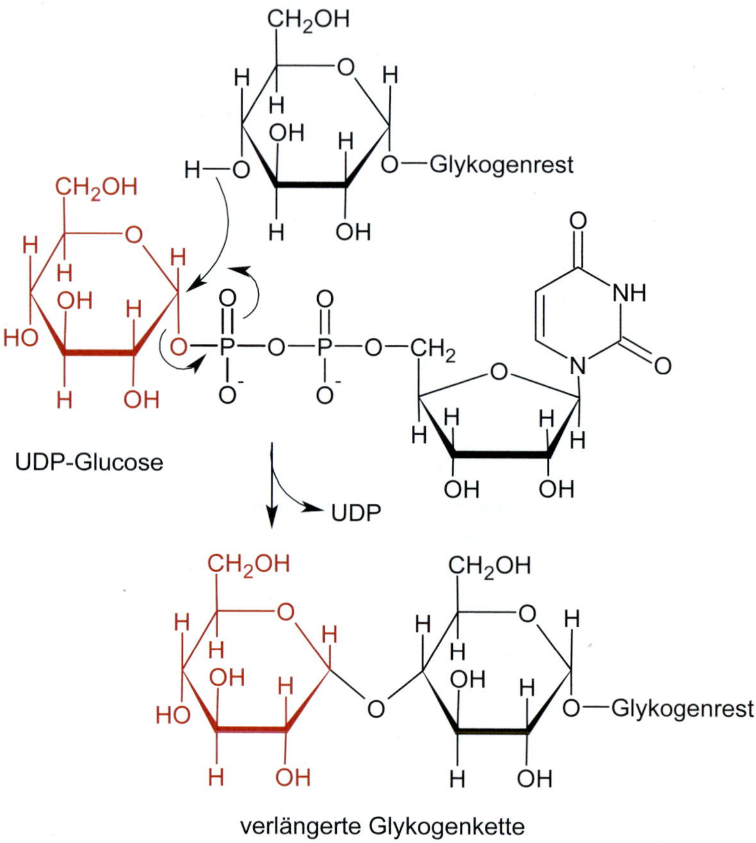

***Abb. 8.5** Verlängerung der Glykogen-Kette*

> **Gut zu wissen Myokine**
> Muskeln sind nicht nur mechanische Teile des Körpers, die Bewegung ermöglichen, sondern haben auch eine Drüsenfunktion. Das Muskelgewebe kann bei Bewegung Signaleiweiße (sog. Myokine), z. B. **Interleukin-6** (IL-6), freisetzen. Die genaue Funktion der Myokine ist nicht völlig verstanden. Möglicherweise signalisiert IL-6 die zunehmende Abhängigkeit von der Blutzuckerzufuhr, sobald die Glykogen-Vorräte im Muskel zur Neige gehen.
> Eventuell beeinflussen Myokine auch das Immunsystem und vermitteln die gesundheitsfördernde Wirkung von Sport und Bewegung.

8.2 Lipogenese

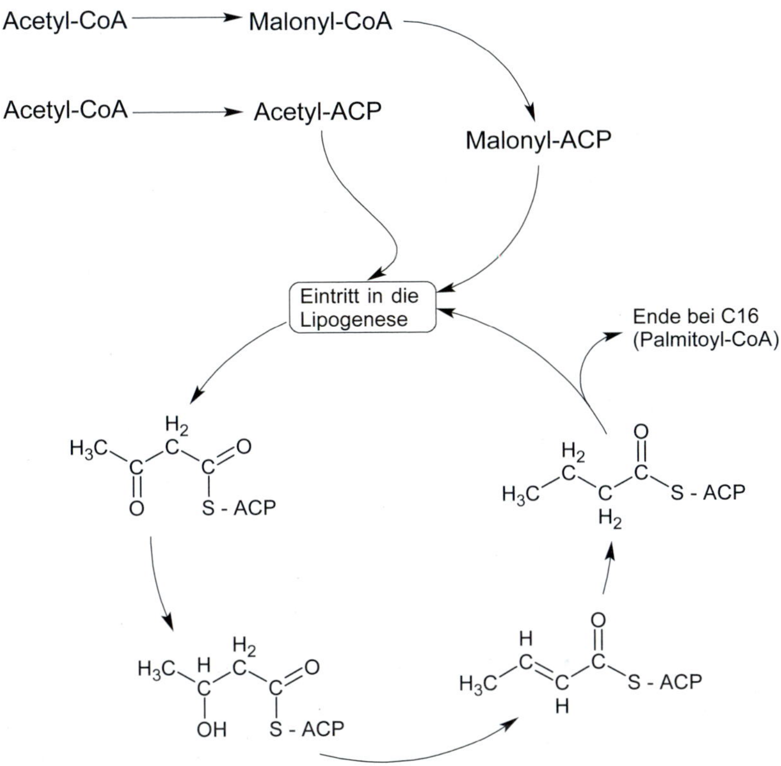

***Abb. 8.6** Lipogenese im Überblick*

Auf einen Blick Die Umwandlung der Kohlenhydrate in Fette ist eine Möglichkeit des Körpers, Energiereserven anzulegen. Bei gleicher Masse können Fette mehr Energie speichern als Glykogen und andere Zucker. Nach einer Mahlzeit werden deshalb in den Zellen des Fettgewebes Kohlenhydrate zur Neubildung von Fetten verwendet.

Was Sie erwartet Dieses Kapitel zeigt die Neubildung von Fettsäuren (Lipogenese) aus der Verbindung Acetyl-CoA (Abb. 8.6).

Das nach einer Mahlzeit ausgeschüttete Hormon Insulin stimuliert die Neubildung von Fett im Fettgewebe. Fett hat den Vorteil, dass es wasserfrei eingelagert werden kann. Zucker dagegen binden durch die vielen Hydroxylgruppen in der Regel auch Wasser. Bei gleicher Masse ist also in Fett mehr Energie gespeichert, weshalb es eine effizientere Speicherform ist als Zucker.

Die Bausteine zur Lipogenese stammen aus dem Glucosestoffwechsel. Der glykolytische Abbau der Kohlenhydrate liefert das Endprodukt **Pyruvat** (vgl. Kap. 9.1). Pyruvat kann weiter zu dem zentralen Metabolit **Acetyl-CoA** umgewandelt werden (Abb. 8.7). Diese Reaktion wird vom Enzym **Pyruvat-Dehydrogenase** (PDH) katalysiert und heißt **oxidative Decarboxylierung**. Die Abspaltung von CO_2 ist nicht ohne Weiteres möglich, da die Bindung direkt zu einer Ketogruppe benachbart ist. Das Enzym ist auf den **Cofaktor TPP** angewiesen (vgl. Kap. 6.1). Nach der Decarboxylierung wird der Molekülrest über Liponsäure (vgl. Kap. 6.7) auf Coenzym A übertragen. Die dabei reduzierte Liponsäure wird anschließend oxidiert, es entsteht NADH.
Die PDH-Reaktion bildet den C2-Körper **Acetyl-CoA**. Acetyl-CoA ist die Ausgangsverbindung der Lipogenese.

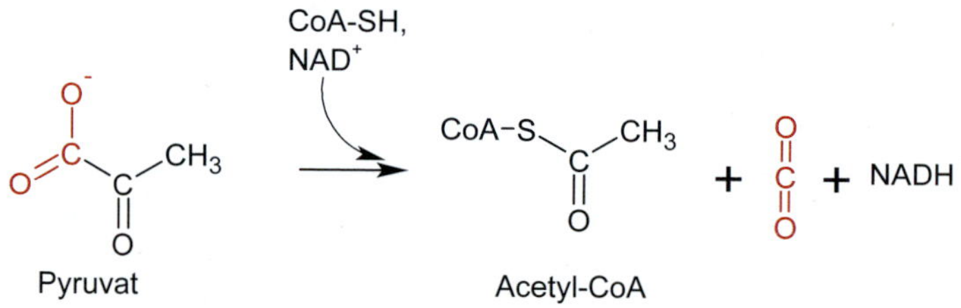

***Abb. 8.7** Oxidative Decarboxylierung*

8.2.1 Schritt 1 der Lipogenese – Übertragung von Acetyl-CoA

Die Fettsäuresynthese wird von mehreren Enzymen katalysiert, die zusammen den **Fettsäuresynthase-Komplex** (FAS) formen. Der Komplex ist eine Art Fertigungsstraße für die Fettsäurebildung.

Das Ausgangsmaterial Acetyl-CoA wird im ersten Schritt mithilfe des **Acyl-Carrier-Proteins** (ACP) direkt mit dem FAS-Enzym-Komplex verbunden (Abb. 8.8). Die Übertragung von Coenzym A auf das ACP macht chemisch keinen Unterschied. Es handelt sich lediglich um eine Umesterung von zwei Thioestern. Dies ist der Ausgangspunkt der neuen Fettsäure-Kette.

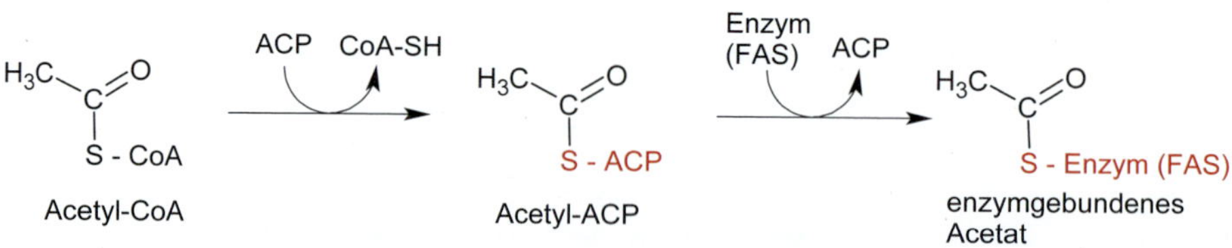

***Abb. 8.8** Übertragung von Acetyl-CoA auf das FAS-Enzym*

8.2.2 Schritt 2 der Lipogenese – Carboxylierung von Acetyl-CoA

An anderer Stelle des FAS-Komplexes wird eine Einheit zur Verlängerung des in Schritt 1 gebildeten Starterstücks gebildet. Auch hier beginnt die Reaktionsfolge mit Acetyl-CoA. Um der späteren Anhängreaktion den notwendigen Schub zu geben, wird die Kette durch Carboxylierung als Erstes zum **Malonyl-CoA** verlängert (Abb. 8.9). Dafür ist Biotin (vgl. Kap. 6.3) und ATP erforderlich. Das Malonyl-CoA wird ebenfalls auf ACP übertragen.

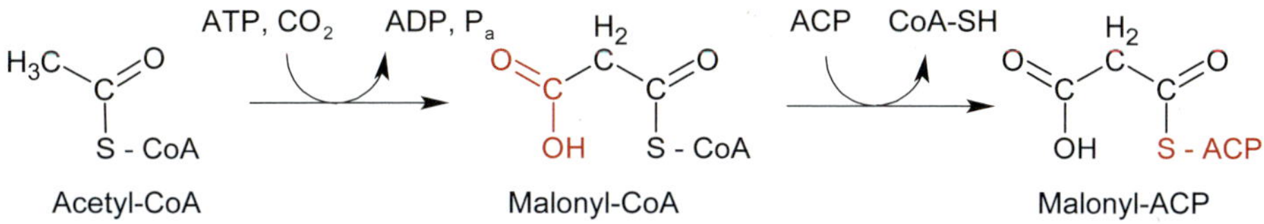

Abb. 8.9 *Carboxylierung von Acetyl-CoA*

8.2.3 Schritt 3 der Lipogenese – Kettenverlängerung

In Schritt 3 wird der in Schritt 2 gebildete C3-Körper Malonyl-ACP unter Abspaltung von CO_2 auf das Starter-Acetyl-ACP aus Schritt 1 übertragen (Abb. 8.10). Dabei löst sich die kovalente Bindung des ursprünglichen Starterstücks zum FAS-Enzym und es wird **Kohlenstoffdioxid** frei.

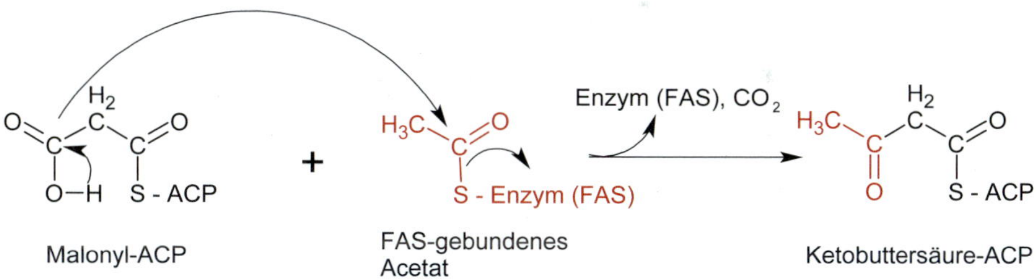

Abb. 8.10 *Kettenverlängerung durch Malonyl-ACP*

> **Wichtig** Das Knüpfen der Bindung zwischen dem Starterstück und dem Verlängerungsstück verbraucht Energie. Für die Reaktionen sind insgesamt **zwei Moleküle ATP** pro Durchlauf erforderlich.

8.2.4 Schritt 4 der Lipogenese – Reduktionsreaktion

Die Folgeschritte dienen der Bildung einer **gesättigten Kohlenwasserstoff-Kette**. Die Reaktionsfolge ist vergleichbar mit der umgekehrten Folge der β-Oxidation (vgl. Kap. 9.11). Die Ketogruppe wird zunächst unter **NADPH**-Verbrauch reduziert (Abb. 8.11).

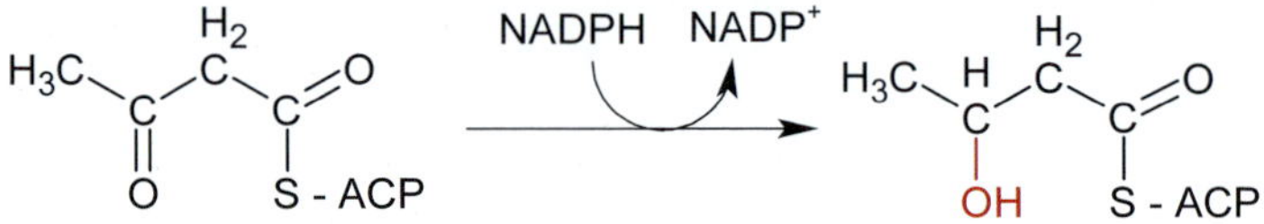

Abb. 8.11 *Reduktion des in Schritt 3 entstandenen Moleküls*

8.2.5 Schritt 5 der Lipogenese – Wasserabspaltung

Die entstandene Hydroxylgruppe kann nun aus dem Molekül entfernt werden, indem sich **Wasser** abspaltet (Abb. 8.12). An der Position der Hydroxylgruppe befindet sich nun eine **Doppelbindung** im Molekül.

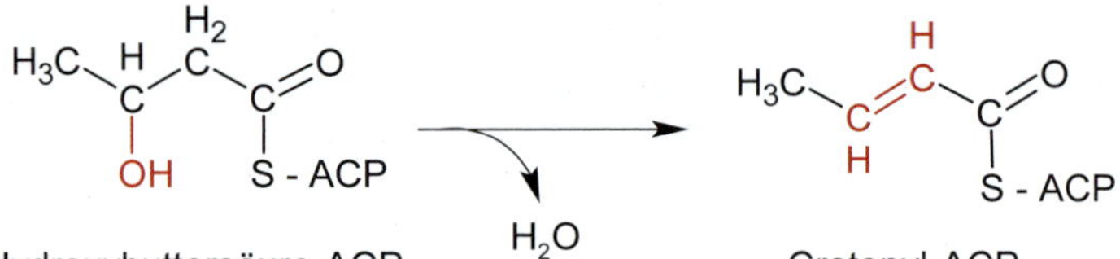

Hydroxybuttersäure-ACP Crotonyl-ACP

Abb. 8.12 *Wasserabspaltung*

8.2.6 Schritt 6 der Lipogenese – erneuter Zyklusdurchlauf

Die Doppelbindung wird unter **NADPH**-Verbrauch reduziert (Abb. 8.13). Das Produkt der ersten Runde der Fettsäurebildung ist **Butansäure-ACP**. Das Molekül kann nun erneut in den Zyklus eintreten und um eine weitere C2-Einheit verlängert werden. Zur Verlängerung wird wieder Malonyl-CoA gebildet, das im Folgeschritt auf die C4-Kette übertragen wird. So wird die Bildung der Fette vorangetrieben, bis eine Kettenlänge von 16 C-Atomen erreicht ist und das fertige **Palmitat** aus dem FAS-Enzym entlassen wird.

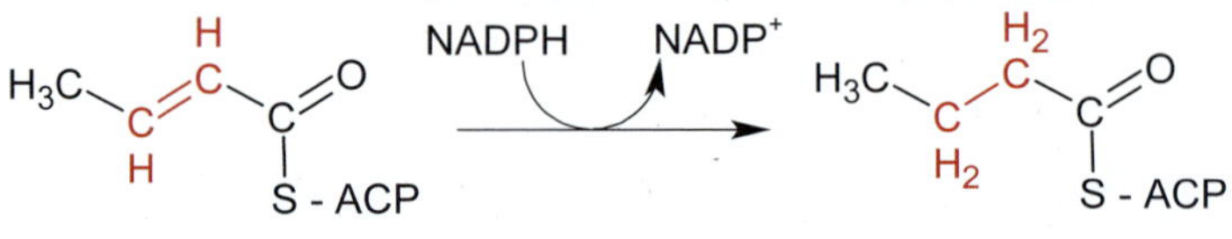

Crotonyl-ACP Butyryl-ACP

Abb. 8.13 *Reduktion der Doppelbindung*

Beispiel Reaktionsbilanz für ein Molekül Palmitat
Für die Bildung eines Palmitats sind, ausgehend von einem Acetyl-CoA, sieben Verlängerungen mit Malonyl-CoA erforderlich. Die Bildung des Malonyl-CoA verbraucht 7 ATP. Die Reaktionsbilanz für die Neubildung von Palmitat ist in Abb. 8.14 zu sehen.

$$\text{8 Acetyl-CoA} + \text{14 NADPH} + \text{7 ATP} \longrightarrow \text{Palmitat} + 7\,CO_2 + 7\,H_2O + 14\,NADP^+ + \text{8 CoA-SH}$$

Abb. 8.14 *Aufbau eines Palmitats*

Wichtig Fertige Fettsäuren können zur Bildung von Triglyceriden mit Glycerin verestert werden. Die biochemische Esterbildung ist nicht ohne Kosten. Die Aktivierung der Fettsäuren für die Veresterung verbraucht die energiereiche Verbindung ATP.

Gut zu wissen Adipokine
Das Fettgewebe ist keinesfalls ein passiver Energiespeicher. Die Zellen des Fettgewebes (Adipozyten) setzen auch Signalmoleküle (Adipokine) frei. Ein bekanntes Adipokin ist **Leptin**. Über die Blutbahn gelangt Leptin aus dem Fettgewebe ins Gehirn und wird dort als Sättigungssignal verstanden. Dadurch beeinflusst Leptin das Essverhalten. Je mehr Fettgewebe im Körper vorhanden ist, desto höher ist der Leptinspiegel. Viele adipöse Menschen haben hohe Leptinkonzentrationen im Blut. Vermutlich leistet deshalb die nachlassende Signalwirkung von Leptin einen Beitrag zur Entstehung von Übergewicht.

8.3 Pentosephosphatweg

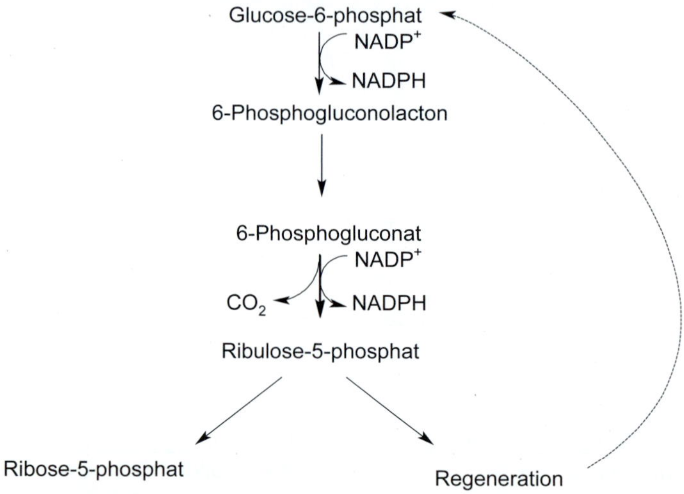

***Abb. 8.15** Pentosephosphatweg*

> **Auf einen Blick** Der Pentosephosphatweg (PPP) ist ein Zweig des Glucosestoffwechsels. In Abb. 8.15 ist der Ablauf zusammengefasst. Beim Durchlauf wird NADPH generiert, das für viele Biosynthesen, z. B. für die Lipogenese (Kap. 8.2), benötigt wird. Das in der ersten Phase des PPP gebildete Ribulose-5-phosphat (R5P) wird zum Aufbau von Ribose verwendet. Ist der Ribosebedarf ausreichend gedeckt, kann aus R5P über mehrere Reaktionen Glucose-6-phosphat (G6P) regeneriert werden.
>
> **Was Sie erwartet** Dieses Kapitel beschäftigt sich mit der ersten Phase des Pentosephosphatwegs, während der NADPH gebildet wird.

Viele Biosynthesewege sind vom **Redox-Cofaktor NADPH** abhängig, darunter fällt auch die Neubildung von Fettsäuren. Über die Reaktionsfolge des Pentosephosphatwegs kann NADPH nach Bedarf gebildet werden. Dies geschieht in der **ersten oxidativen Phase**, die am Ende Ribulose-5-phosphat liefert.

Bei der Zellteilung wird viel Ribose zur **Nukleotidbildung** gebraucht. Bei sich teilenden Zellen wird deshalb Ribulose-5-phosphat verwendet, um Ribose zu bilden. Wird jedoch keine Ribose gebraucht, besteht auch die Möglichkeit, über die regenerative Phase des Pentosephosphatwegs Ribulose-5-phosphat in Glucose-6-phosphat umzuwandeln.

8.3.1 Schritt 1 des PPP – Reduktion des Glucose-6-phosphats

Der PPP geht vom zentralen Glucose-Metabolit Glucose-6-phosphat (G6P) aus. In der ersten Reaktion wird G6P zu **6-Phosphogluconolacton** (6PG) oxidiert (Abb. 8.16). Zur Erinnerung: Ein Lacton ist ein ringförmiger Ester. Als Redox-Partner der Reaktion dient $NADP^+$, welches zu NADPH reduziert wird.

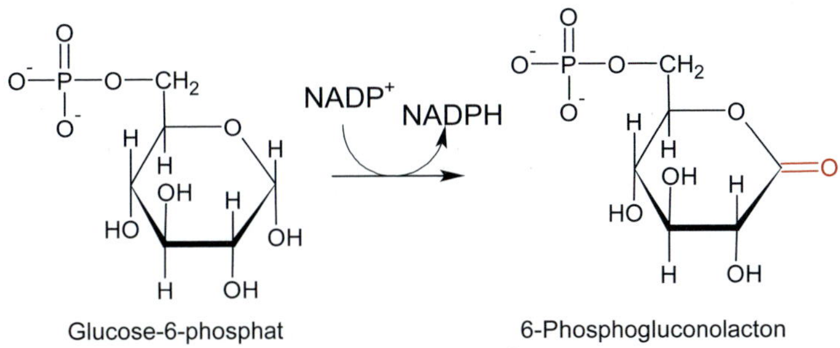

Abb. 8.16 *Reduktion von G6P zu 6PG*

8.3.2 Schritt 2 des PPP – Ringöffnung

Das Lacton wird im Folgeschritt unter Anlagerung eines Wasser-Moleküls geöffnet (Abb. 8.17). Das entstandene offenkettige Molekül heißt **6-Phosphogluconat**.

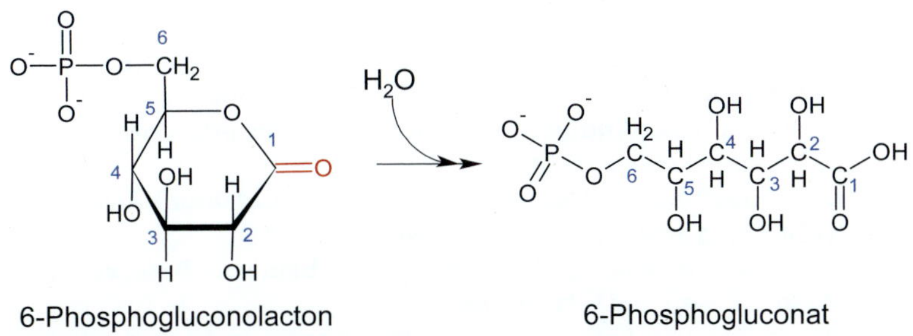

Abb. 8.17 *Ringöffnung durch Wasseranlagerung*

8.3.3 Schritt 3 des PPP – Ribulose-5-phosphat

Eine der Hydroxylgruppen des 6-Phosphogluconats wird ein weiteres Mal oxidiert (Abb. 8.18). Die entstehende **β-Ketosäure** spaltet spontan CO_2 ab. Bei der Oxidation wird außerdem ein weiteres Molekül NADPH reduziert.

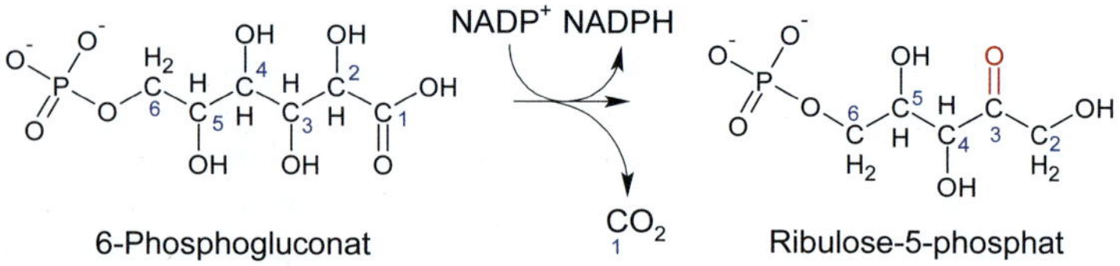

Abb. 8.18 *Bildung von Ribulose-5-phosphat*

> **Wichtig** Der oxidative Teil des PPP liefert pro Durchlauf zwei Moleküle NADPH.

Mit der Bildung von Ribulose-5-phosphat (R5P) ist der oxidative Teil des PPP zu Ende. R5P kann weiter zu Ribose umgewandelt werden. Der Zucker Ribose wird in großen Mengen bei der DNA-Replikation benötigt, da er ein Ausgangsmolekül zur Nukleinsäurebildung ist.

Die meiste Zeit über teilen sich Zellen jedoch nicht. R5P kann über eine Alternativroute zurück zu Glucose-6-phosphat umgeformt werden. Aus sechs Molekülen R5P werden über eine Reihe von Spaltungen und Additionen fünf Moleküle Glucose-6-phosphat gebildet. Glucose-6-phosphat kann anschließend in weitere Stoffwechselwege, z. B. die Glykolyse (vgl. Kap. 9.1), einfließen. Dieser regenerative Teil des PPP ist vor allem wichtig, wenn der NADPH-Bedarf höher ist als der Bedarf an Ribose.

Das Wichtigste zum Schluss

- Nach einer Mahlzeit stehen viele Nährstoffe zur Verfügung, aus denen **Reserven** aufgebaut werden.
- **Glucose-Moleküle** werden zur Speicherung in **Muskel und Leber** aneinandergereiht und bilden das Speichermolekül **Glykogen**.
- Im **Fettgewebe** werden aus Nährstoffen **Triglyceride** aufgebaut.
- Die hydrophoben **Triglyceride speichern Energie effizienter** als die hydrophilen Kohlenhydrate, z. B. Glykogen.
- Der **Neuaufbau** vieler Nährstoffe benötigt den **Cofaktor NADPH**.
- NADPH wird im **Pentosephosphatweg** gebildet.
- Das **Hormon Insulin** stimuliert den **Aufbau von Reserven** im Muskel-, Leber- und Fettgewebe.
- Der Aufbau von Reserven verbraucht Glucose, wodurch der hohe **Blutzuckerspiegel** auf ein normales Niveau **gesenkt** wird.

9 Nährstoffabbau und Energiebereitstellung

Die vorangegangenen Kapitel 7 und 8 haben sich mit der Nahrungsaufnahme und Verdauung sowie der Bildung von Reserven, z. B. Glykogen und Triglyceriden, beschäftigt.
Dieses Kapitel konzentriert sich auf die **Reaktionsschritte des Abbaus der angelegten Nahrungsreserven.** Schritt für Schritt wird erklärt, über welche chemischen Vorgänge der Körper aus Kohlenhydraten, Lipiden und Proteinen Energie gewinnt. Im Zusammenhang mit den Proteinen wird außerdem darauf eingegangen, wie das anfallende Zellgift Ammoniak vom Körper entsorgt wird.

9.1 Glykolyse

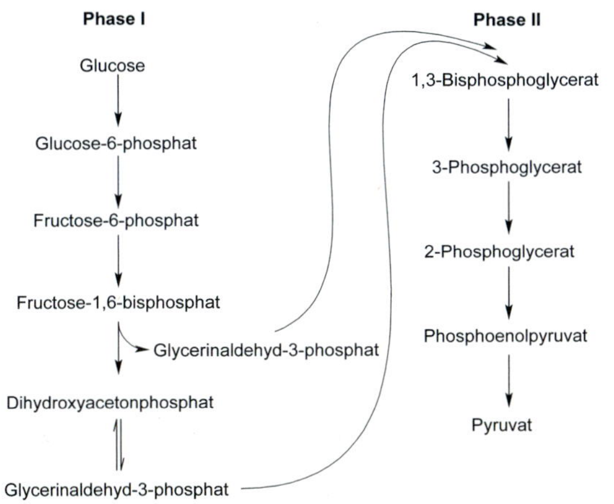

Abb. 9.1 *Glykolyse*

> **Auf einen Blick** Die Glykolyse (Abb. 9.1) ist der Hauptabbauweg der gespeicherten Kohlenhydrate. Jede Zelle des menschlichen Körpers ist in der Lage, Glykolyse zu betreiben. Sie findet im Zytosol statt.
> Die Glykolyse gliedert sich in zwei Phasen. Während der ersten Phase wird Glucose aufgenommen und in zwei C3-Körper gespalten. In der zweiten Phase wird das Endprodukt Pyruvat gebildet. Dabei fallen ATP, Wasser und NADH an.
>
> **Was Sie erwartet** Es werden, ausgehend von Glucose, die Einzelschritte der Glykolyse erklärt. Die Reaktionsbilanz zeigt, dass der glykolytische Abbau von Glucose die Produktion von ATP unter anaeroben Bedingungen ermöglicht.

Der Einfachzucker Glucose ist der **Hauptenergielieferant** des Körpers. Ist der Energiebedarf von Muskeln gesteigert, wird als Erstes Glucose verwendet, um ausreichend ATP zu generieren. Die Glucose stammt entweder aus der Nahrung oder aus dem Abbau von Glykogen-Vorräten in der Leber. Der erste Schritt des Glucoseabbaus ist die Glykolyse.

9.1.1 Schritt 1 der Glykolyse – Phosphorylierung von Glucose

Nachdem Glucose in die Zelle transportiert wurde, wird der Zucker zunächst unter ATP-Verbrauch phosphoryliert (Abb. 9.2). Durch den angehängten Phosphatrest ist die Glucose nun negativ geladen und dadurch in der Zelle gefangen (vgl. Kap. 8.1.1).

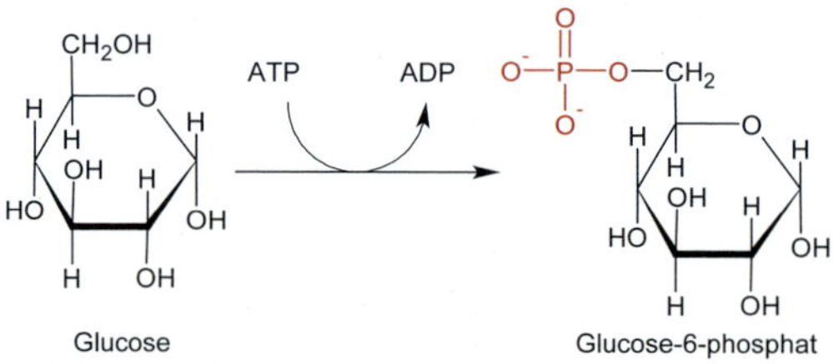

Abb. 9.2 *Phosphorylierung von Glucose*

9.1.2 Schritt 2 der Glykolyse – Isomerisierung

Das gebildete Glucose-6-phosphat (G6P) wird unter Ringöffnung über eine **Keto-Endiol-Tautomerie** (vgl. S. 13 f., Abb. 2.6) zu Fructose-6-phosphat (F6P) umgewandelt (Abb. 9.3). Die Isomerisierung ist notwendig, um bei der später erfolgenden Spaltung zwei C3-Körper zu erhalten. Ansonsten gäbe es einen C2- und einen C4-Körper.

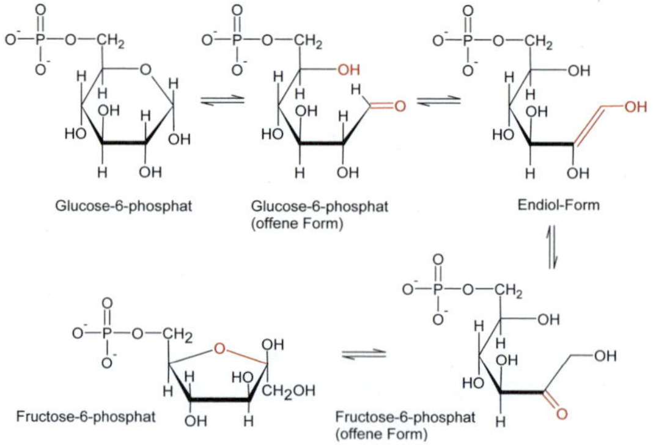

Abb. 9.3 *Isomerisierung von Glucose-6-phosphat*

9.1.3 Schritt 3 der Glykolyse – Phosphorylierung von Fructose-6-phosphat

Das in Schritt 2 gebildete Fructose-6-phosphat wird ein weiteres Mal mit ATP phosphoryliert (Abb. 9.4). Die zweite Phosphorylierung ermöglicht die Spaltung von Fructose-1,6-bisphosphat (FBP) in Schritt 4 in zwei C3-Körper, die beide jeweils eine Phosphatgruppe tragen.

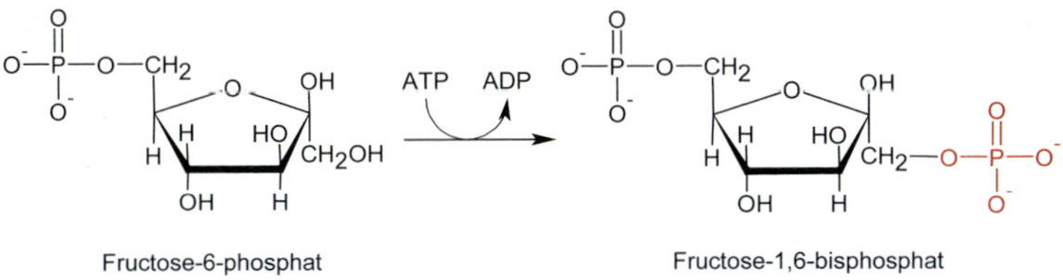

Abb. 9.4 *Phosphorylierung von Fructose-6-phosphat*

9.1.4 Schritt 4 der Glykolyse – Bildung von GAP und DHAP

Die **enzymatische Spaltung** von Fructose-1,6-bisphosphat in Glycerinaldehyd-3-phosphat (GAP) und Dihydroxyacetonphosphat (DHAP) ist in Abb. 9.5 gezeigt. Die beiden Spaltprodukte GAP und DHAP können über eine Gleichgewichtsreaktion ineinander umgewandelt werden. Auf diese Weise mussten sich während der Evolution nicht zwei separate Abbauwege für die beiden C3-Körper bilden.

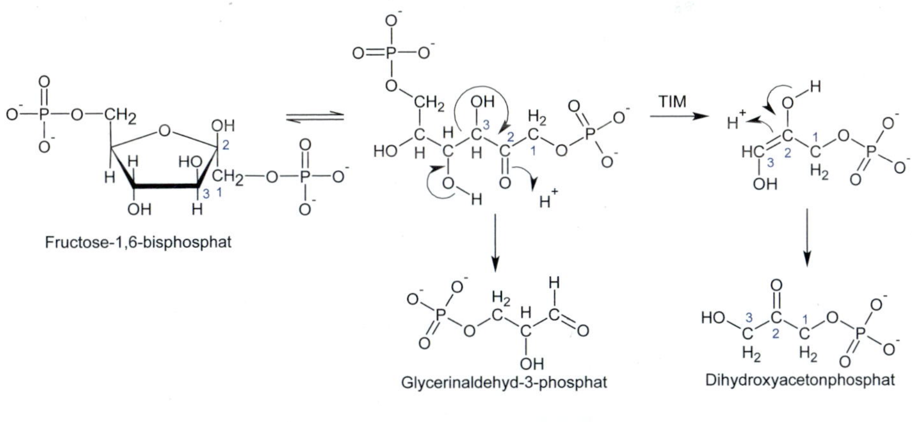

Abb. 9.5 *Spaltung von FBP in GAP und DHAP*

> **Wichtig** Diese Umwandlung von GAP zu DHAP wird durch das Enzym **Triosephosphat-Isomerase** (TIM) katalysiert. Die Umwandlung wäre ohne die zweite Phosphorylierung während Schritt 3 nicht möglich gewesen.
> Alle folgenden Glykolyseschritte der nun beginnenden zweiten Phase laufen sowohl für das bei der Fructose-1,6-bisphosphat-Spaltung entstandene GAP als auch für das zu GAP isomerisierte DHAP ab.

9.1.5 Schritt 5 der Glykolyse – Bildung von 1,3-Bisphosphoglycerat

GAP wird durch Oxidation und gleichzeitige Addition von Phosphat zum Säureanhydrid **1,3-Bisphosphoglycerat** (BPG) umgewandelt (Abb. 9.6). Als Oxidationsmittel wird NAD^+ verwendet. Das BPG-Molekül ist ein **gemischtes Säureanhydrid**, da sich die Säuregruppen einer Carbonsäure und eines Phosphats miteinander verbunden haben. Das gemischte Säureanhydrid hat ein **hohes Gruppenübertragungspotenzial** und kann leicht seine Phosphatgruppe übertragen.

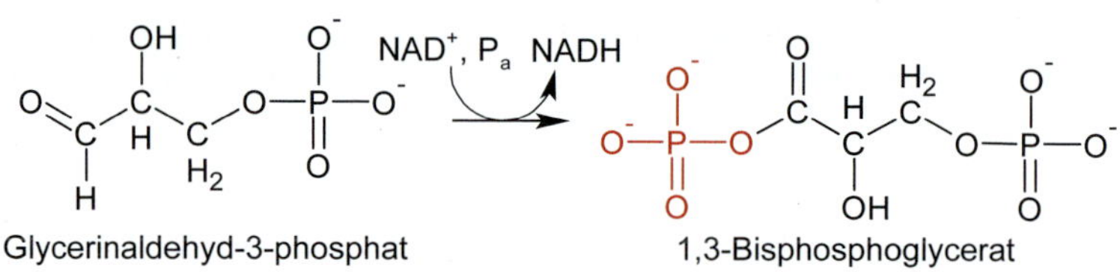

Abb. 9.6 *Bildung von BPG durch Oxidation und Anlagerung eines Phosphats*

9.1.6 Schritt 6 der Glykolyse – ATP-Bildung

Das Säureanhydrid BPG ist in der Lage, eine Phosphatgruppe auf ADP zu übertragen. Während dieser Reaktion wird ATP gebildet (Abb. 9.7). Es entsteht 3-Phosphoglycerat.

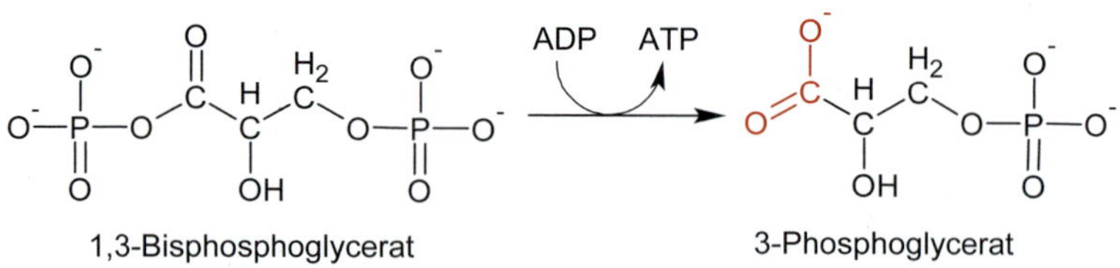

Abb. 9.7 *Bildung von ATP durch Phosphatübertragung*

9.1.7 Schritt 7 der Glykolyse – Isomerisierung

Die Phosphatgruppe von 3-Phosphoglycerat wird umgelagert, es entsteht 2-Phosphoglycerat (2PG, Abb. 9.8). Diese Reaktion ist eine Isomerisierung.

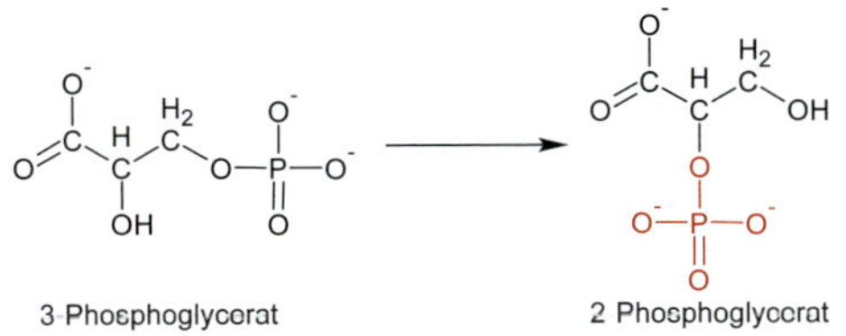

Abb. 9.8 *Isomerisierung von 3PG zu 2PG*

9.1.8 Schritt 8 der Glykolyse – Bildung von Phosphoenolpyruvat

Aus 2PG kann enzymatisch ein Molekül Wasser abgespalten werden. Das zurückbleibende Molekül ist **Phosphoenolpyruvat** (PEP), welches ähnlich wie 1,3-Bisphosphoglycerat ein **hohes Gruppenübertragungspotenzial** hat (Abb. 9.9).

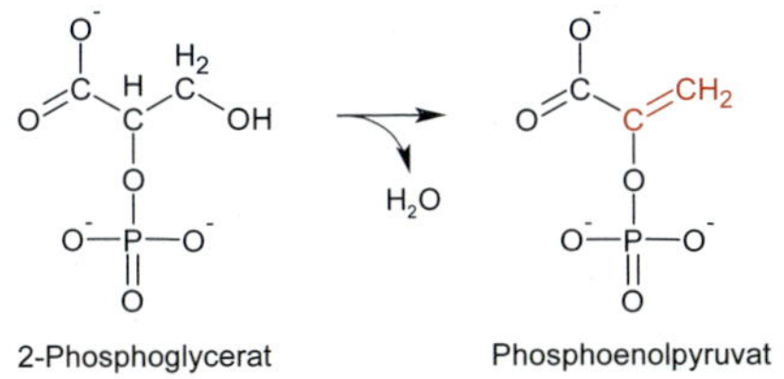

Abb. 9.9 *Entstehung von PEP durch Wasserabspaltung*

9.1.9 Schritt 9 der Glykolyse – Bildung von Pyruvat und ATP

Phosphoenolpyruvat überträgt die Phosphatgruppe auf ADP. Dabei wird das zweite Mal im Laufe der Glykolyse ATP gebildet. Das Endprodukt des glykolytischen Abbaus von Glucose ist Pyruvat (Abb. 9.10).

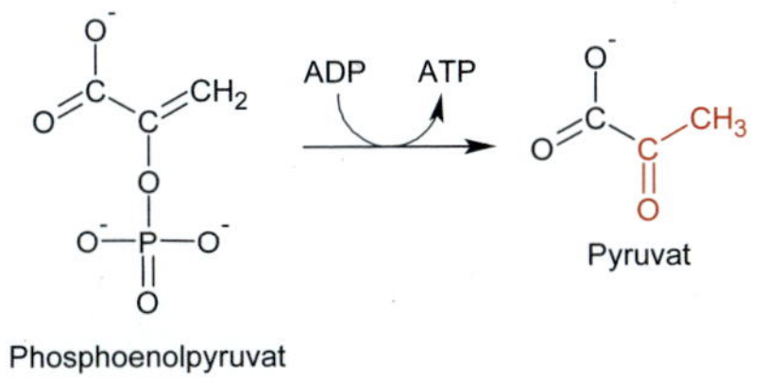

Abb. 9.10 *Entstehung von Pyruvat nach ATP-Bildung aus PEP*

Beispiel Reaktionsbilanz für ein Molekül Glucose

Der Durchlauf eines Moleküls Glucose ist in Abb. 9.11 aufsummiert. Die **Glykolyse bildet** lediglich **2 Moleküle ATP**, da für die Aktivierung der Glucose ATP verbraucht wurde. Über die Atmungskette wird aus NADH weiteres ATP erzeugt.

$$\text{Glucose} + 2\,NAD^{+} + 2\,\text{Phosphat} + 2\,ADP - 1\,ATP \longrightarrow 2\,\text{Pyruvat} + 2\,NADH + 2\,H_2O + 2\,ATP$$

Abb. 9.11 *Bilanz der Glykolyse*

Wichtig Während der Glykolyse wird Glucose, ein C6-Molekül, in zwei C3-Körper gespalten und zur α-Ketosäure **Pyruvat** umgewandelt.
In der Glykolyse wird kein Sauerstoff (O_2) benötigt. Sie läuft unter **anaeroben Bedingungen** ab.
Viele Krebszellen decken ihren Energiebedarf durch die Glykolyse, selbst wenn ihnen genügend Sauerstoff zur Verfügung steht (**Warburg-Effekt**).

Das in der Glykolyse erzeugte **Pyruvat** kann im Stoffwechsel auf verschiedenen Wegen weiter reagieren (Abb. 9.12, vgl. S. 63).
Ein wichtiger Schritt im Energiestoffwechsel ist die Umwandlung von Pyruvat zu **Acetyl-CoA**, die bereits in Kap. 8.2 besprochen wurde. Dabei bildet der PDH-Komplex durch CO_2-Abspaltung die C2-Einheit Acetyl-CoA und NADH, was ~3 ATP zusätzlich entspricht. Das gebildete Acetyl-CoA kann anschließend in den Citratzyklus fließen.

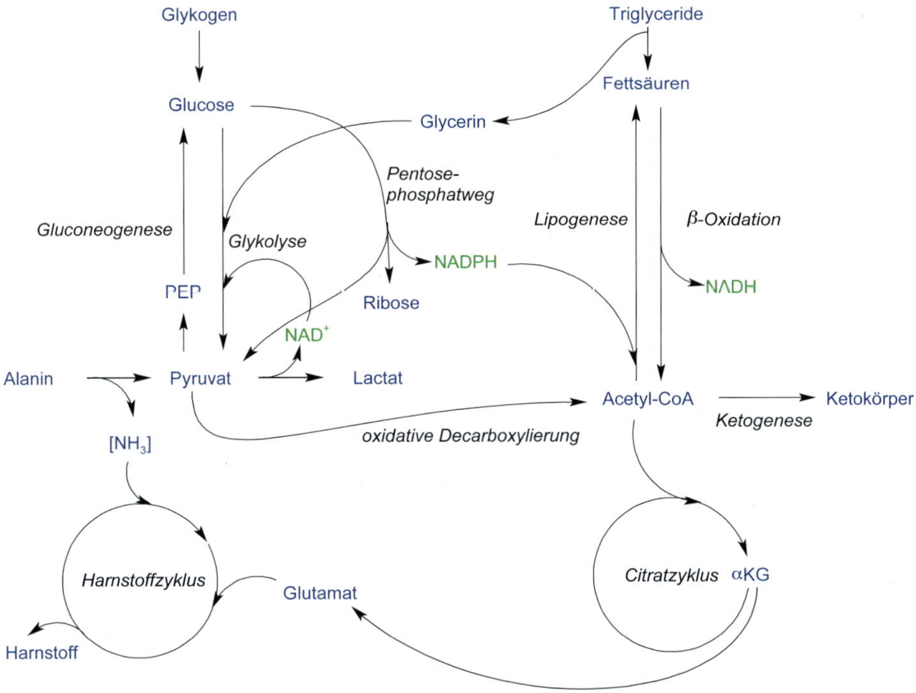

Abb. 9.12 *Übersicht über wichtige Knotenpunkte des Stoffwechsels (blau: zentrale Metabolite, grün: Redox-Cofaktoren, schwarz: Stoffwechselwege)*

Das Wichtigste zum Schluss

- Die **Glykolyse** ist der **Hauptabbauweg** der Kohlenhydrate.
- Das **Endprodukt** des glykolytischen Abbaus ist **Pyruvat**.
- Die Glykolyse verbraucht **keinen Sauerstoff**.
- **Pro Glucose-Molekül** entstehen netto **2 ATP**.

9.2 Citratzyklus

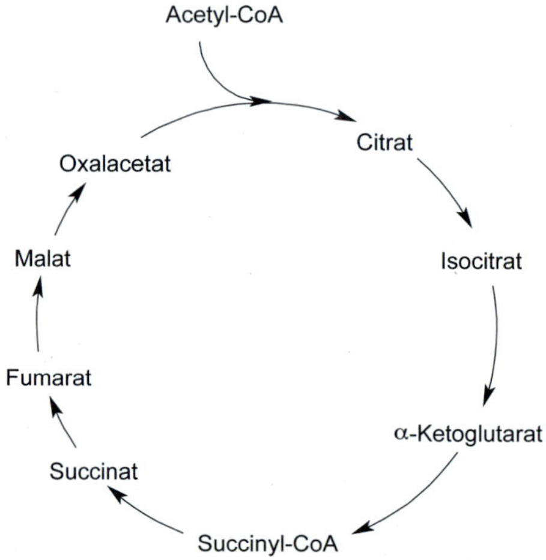

Abb. 9.13 *Der Citratzyklus in der Übersicht*

> **Auf einen Blick** Der Citratzyklus ist ein **zentraler** Stoffwechselweg, der aus acht aufeinanderfolgenden Reaktionsschritten besteht (Abb. 9.13). Der Citratzyklus verbindet fast alle Abbauwege und viele Synthesewege von Stoffen wie Kohlenhydraten, Lipiden oder Aminosäuren.
> Aus der C2-Einheit Acetyl-CoA und der C4-Einheit Oxalacetat wird die C6-Einheit Citrat gebildet. In drei Schritten wird Citrat dann durch mehrfache Abspaltung von CO_2 zu einer C4-Einheit verkürzt. Dabei fallen die Redox-Äquivalente NADH und $FADH_2$ an, die in der Atmungskette zur Gewinnung von Adenosintriphosphat (ATP), einer wichtigen Energiequelle (vgl. Kap. 9.4), genutzt werden. Die Umwandlung der verbleibenden C4-Einheit zu Oxalacetat schließt den Kreislauf.
>
> **Was Sie erwartet** In diesem Kapitel werden, ausgehend von Acetyl-CoA, die einzelnen Reaktionsschritte des Citratzyklus vorgestellt. Anhand der energetischen Bilanz des Citratzyklus wird die Energiegewinnung der Zellen auf aerobe und anaerobe Weise verglichen.

Der Citratzyklus (auch Krebs-Zyklus genannt) findet in den **Mitochondrien** statt und kann somit in allen menschlichen Zellen ablaufen, außer in den Erythrozyten. Er ist die Drehscheibe für viele Stoffwechselwege und nimmt im menschlichen Stoffwechsel eine zentrale Bedeutung ein.

Seinen Namen hat er durch das Molekül erhalten, das ausgehend von Acetyl-CoA als Erstes gebildet wird: Citrat, das negativ geladene Anion der Citronensäure.

> **Wichtig** Zum besseren Verständnis kann man die Reaktionen des Citratzyklus in zwei Phasen unterteilen:
> 1. Phase: Dieser Abschnitt umfasst die Reaktionen ausgehend vom Citrat bis zur Bernsteinsäure (Succinat). Hier erfolgt die Oxidation der Kohlenstoffkette.
> 2. Phase: Aus dem Succinat wird Oxalacetat zurückgewonnen.

9.2.1 Schritt 1 des Citratzyklus – Citratbildung

Citrat ist der namengebende Bestandteil des Citratzyklus. Es wird am Zyklusbeginn durch die Verknüpfung vom eintretenden Acteyl-CoA und Oxalacetat gebildet. Bei dieser Additionsreaktion wird unter Eintritt eines Wasser-Moleküls Coenzym A abgespalten (Abb. 9.14). Das Produkt der Reaktion des C2-Körpers Acetyl-CoA und des C4-Körpers Oxalacetat heißt **Citrat** und besteht aus sechs Kohlenstoffatomen.

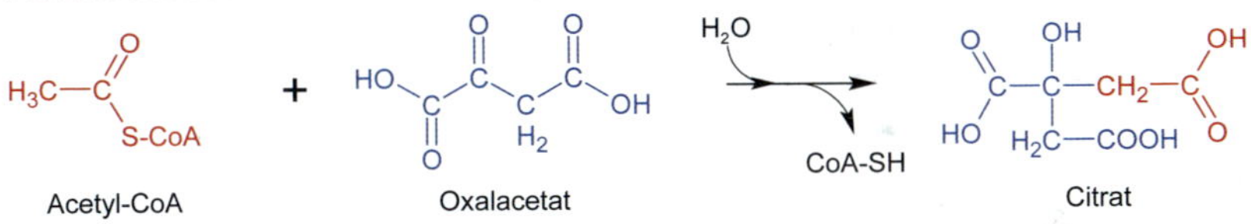

Abb. 9.14 *Additionsreaktion von Acetyl-CoA mit Oxalacetat*

9.2.2 Schritt 2 des Citratzyklus – Isocitrat

Citrat wird anschließend umgewandelt zu Isocitrat. Beide Moleküle unterscheiden sich lediglich durch die Position der Hydroxylgruppe, weshalb sie zueinander **isomer** sind. Die Umwandlung ist eine Isomerisierung (Abb. 9.15). Zunächst wird aus Isocitrat Wasser abgespalten. Das Wasser lagert sich jedoch kurz darauf an der benachbarten Position wieder an. Das H_2O-Molekül taucht daher in Abb. 9.15 nicht auf. Effektiv bewirkt diese Reaktion die Wanderung der Hydroxylgruppe. Diese Isomerisierung bereitet die Folgereaktion in Schritt 3 vor.

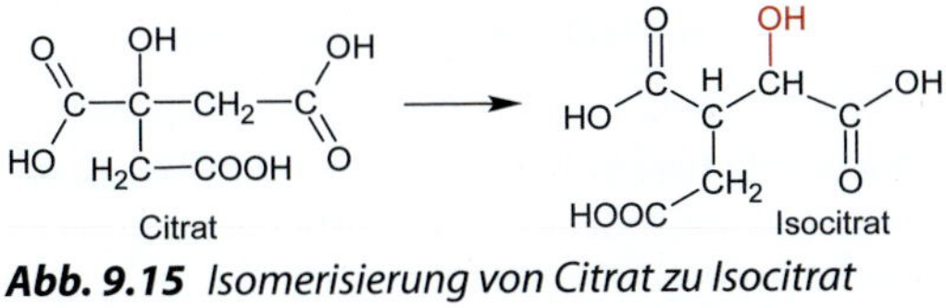

Abb. 9.15 *Isomerisierung von Citrat zu Isocitrat*

9.2.3 Schritt 3 des Citratzyklus – α-Ketoglutarat

Als Nächstes wird die Hydroxylgruppe des Isocitrats zur Ketogruppe oxidiert. Gleichzeitig wird NAD^+ reduziert und zu NADH umgewandelt (Abb. 9.16). In β-Stellung (d.h. in einer Entfernung von zwei C-Atomen) zur Ketogruppe befindet sich eine Carboxylgruppe. Zur Erinnerung: Aufgrund ihrer Molekülstruktur können β-Ketosäuren leicht CO_2 abspalten. Genau diese spontane Decarboxylierung wird nun durch die neu entstandene Ketogruppe ermöglicht. Das Zwischenprodukt ist instabil und reagiert schnell weiter. Zurück bleibt α-Ketoglutarat.

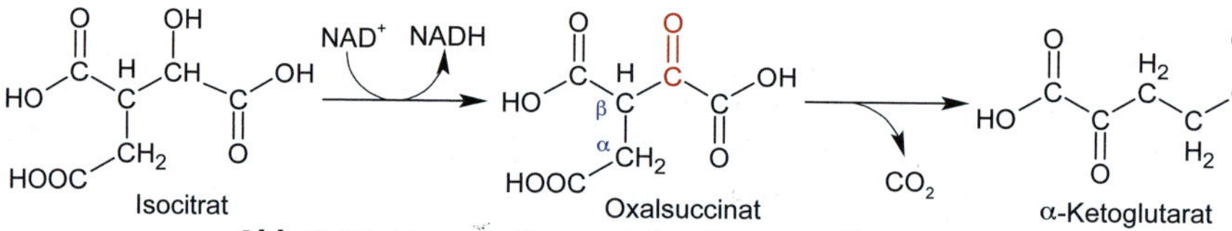

***Abb. 9.16** Umwandlung von Isocitrat zu α-Ketoglutarat*

Nun ist die chemische Logik des vorherigen, zweiten Schritts nachvollziehbar: **Isocitrat** verfügt über eine **β-ständige Hydroxylgruppe**, die oxidierbar ist. Citrat hat jedoch eine α-ständige Hydroxylgruppe, die sich nicht oxidieren lässt. Die Isomerisierung ist unumgänglich, um den Zyklus weiterlaufen zu lassen.

9.2.4 Schritt 4 des Citratzyklus – Succinyl-CoA

Aus α-Ketoglutarat wird ein weiteres Mal CO_2 abgespalten (Abb. 9.17, vgl. S. 67). In die Reaktion tritt außerdem **Coenzym A** ein, sodass es sich bei dem Produkt um den Thioester Succinyl-CoA handelt.

Der ursprüngliche C6-Körper des Citrats ist nun durch zweimalige Abspaltung von CO_2 zu einem C4-Körper verkürzt. In der Bilanz wurde das in den Zyklus eingetretene C2-Gerüst Acetyl-CoA in zwei C1-Einheiten zerlegt und abgebaut.

> **Wichtig** Die beiden als CO_2 abgespaltenen Kohlenstoffatome stammen aus dem Oxalacetat, das sich am Zyklusbeginn mit Acetyl-CoA verbindet! Die beiden Kohlenstoffatome des Acetyl-CoA werden erst im nächsten Zyklusdurchlauf durch Decarboxylierung entfernt.

Eine ähnliche Reaktionsfolge wurde bereits bei der oxidativen Decarboxylierung von Pyruvat (vgl. Kap. 8.2) besprochen. Zur Verdeutlichung zeigt Abb. 9.17 (vgl. S. 67) beide Reaktionen gemeinsam.

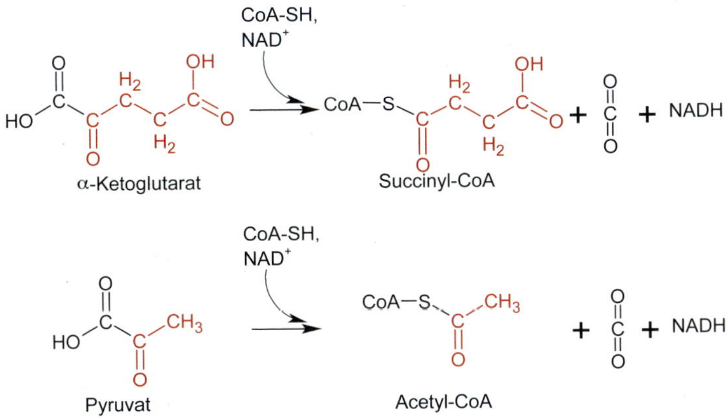

Abb. 9.17 *Ähnlichkeiten bei der Decarboxylierung von α-Ketoglutarat und Pyruvat*

9.2.5 Schritt 5 des Citratzyklus – Succinat

Am Beginn des Zyklus wurde ein C2-Körper in Form von Acetyl-CoA eingespeist. Während der Schritte 1–4 wurden zwei C-Atome als CO_2 freigesetzt. Die nachfolgenden Reaktionen des Citratzyklus dienen der **Regeneration** des C4-Gerüsts **Oxalacetat** (2. Phase, vgl. S. 65).
Zunächst erfolgt die Hydrolyse des Thioesters Succinyl-CoA zu Succinat. Unter Wasseranlagerung wird die Thioester-Bindung enzymatisch gespalten. Die frei werdende Energie wird genutzt, um ein Phosphat auf Guanosindiphosphat (GDP) zu übertragen. Es entsteht ein **Guanosintriphosphat** (GTP) (Abb. 9.18).

GTP ist genau wie ATP ein Nukleotidtriphosphat. Beide sind energetisch gleichwertig, d. h. GTP kann ein Phosphat auf ADP übertragen und auf diese Weise ATP erzeugen und umgekehrt.

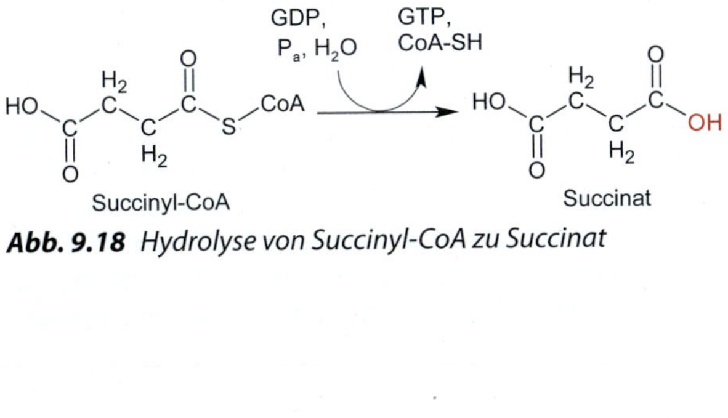

Abb. 9.18 *Hydrolyse von Succinyl-CoA zu Succinat*

9.2.6 Schritt 6 des Citratzyklus – Fumarat

Succinat unterscheidet sich von Oxalacetat durch eine Ketogruppe an der C2-Position. Eine Ketogruppe kann jedoch nicht direkt in das Kohlenwasserstoffgerüst eingeführt werden. Die Natur hat einen Weg gefunden, dieses Problem zu umgehen und in drei Schritten eine Ketogruppe einzubauen. In das entstandene Succinat wird eine **Doppelbindung** eingeführt (Abb. 9.19). Dazu ist der **Cofaktor FAD** erforderlich, der als $FADH_2$ freigesetzt wird. Die Doppelbindung des Produkts Fumarat hat **trans-Konfiguration**. Es ist ein Alken.

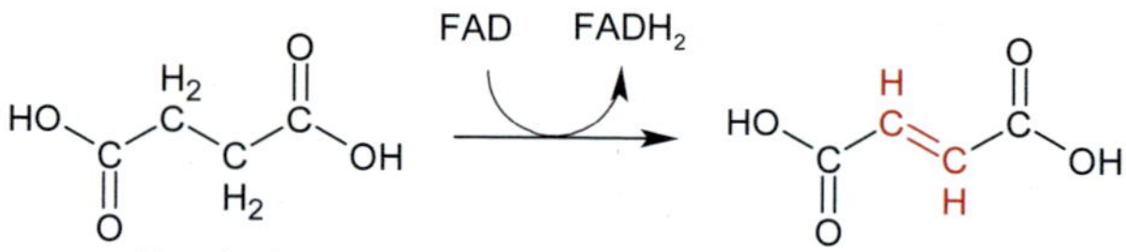

Abb. 9.19 *Dehydrierung von Succinat zu Fumarat*

9.2.7 Schritt 7 des Citratzyklus – Malat

Zur Erinnerung: Alkene zeichnen sich durch eine Doppelbindung aus und können leicht Additionsreaktionen eingehen. Solche Additionen können an jeder Doppelbindung erfolgen, also auch an der Doppelbindung von Fumarat. Durch die Anlagerung eines H_2O-Moleküls (Hydratisierung) entsteht Malat (Abb. 9.20).

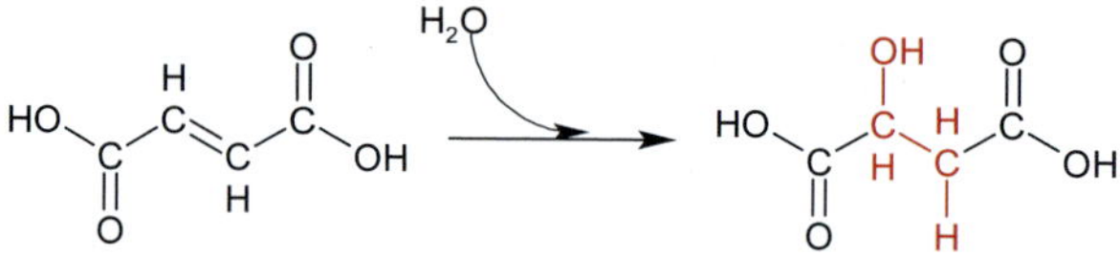

Abb. 9.20 *Hydratisierung von Fumarat zu Malat*

9.2.8 Schritt 8 des Citratzyklus – Oxalacetat

Durch die letzten Schritte ist das Molekül dem Oxalacetat immer ähnlicher geworden. Malat verfügt bereits über ein Sauerstoffatom in der korrekten Position. Allerdings hat der Sauerstoff die Oxidationsstufe eines Alkohols. Die Umwandlung von Malat zu Oxalacetat erfordert eine Redox-Reaktion. Daher wird die Hydroxylgruppe mithilfe des Cofaktors NAD^+ zur Ketogruppe oxidiert (Abb. 9.21, vgl. S. 69). Das Oxalacetat ist nun zurückgebildet und der Zyklus beginnt von Neuem.

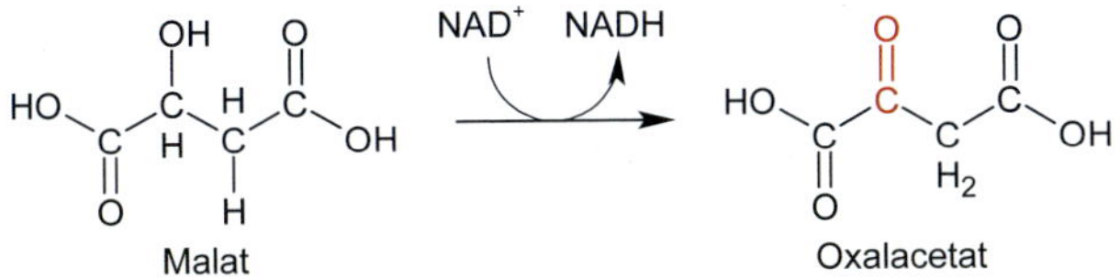

***Abb. 9.21** Oxidation des Malats zu Oxalacetat*

Wichtig Eine Ketogruppe wird im Citratzyklus über eine einfache Reaktionssequenz (Abfolge mehrerer Einzelreaktionen) eingeführt, die in Abb. 9.22 zu sehen ist. Zunächst wird an der Kohlenwasserstoffkette eine **Doppelbindung** durch Oxidation erzeugt. An dieser Doppelbindung kann im Folgeschritt die **Addition von Wasser** erfolgen. Die dabei entstandene Hydroxylgruppe kann durch **Oxidation** in eine Ketogruppe umgewandelt werden.

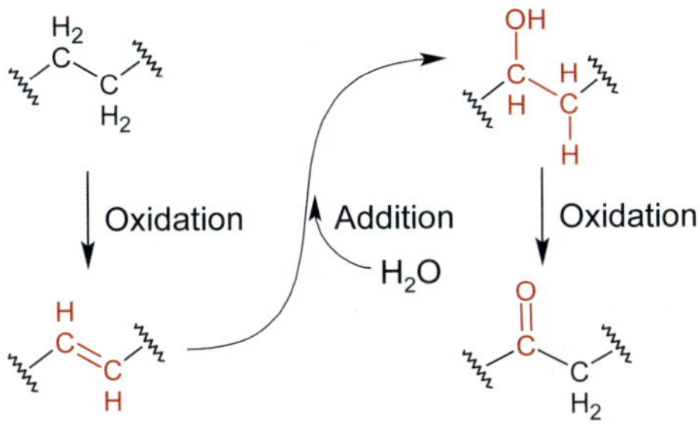

***Abb. 9.22** Einführung einer Ketogruppe*

Die beschriebene Reaktionssequenz taucht in gleicher Art und Weise in vielen weiteren Stoffwechselwegen auf, z. B. in der β-Oxidation (vgl. Kap. 9.11). Der Lernaufwand für Stoffwechselwege lässt sich erheblich vereinfachen, wenn solche wiederkehrenden Reaktionssequenzen als Orientierung verwendet werden.

9.2.9 Redox-Bilanz des Citratzyklus

Während eines Umlaufs des Citratzyklus finden mehrere Redox-Reaktionen statt. In der Summe betrachtet werden zwei C-Atome aus Acetyl-CoA zu CO_2 oxidiert. Dabei werden die C-Atome in der Oxidationsstufe angehoben. Aus Abb. 9.23 geht hervor, dass durch die Umwandlung von Acetyl-CoA insgesamt 8 Elektronen in der Bilanz anfallen. Diese Elektronen liegen jedoch nicht in freier Form vor, sondern als **1 $FADH_2$** und **3 NADH**. Diese Redox-Äquivalente werden anschließend in der Atmungskette (vgl. Kap. 9.3) zur Erzeugung von ATP verwendet.

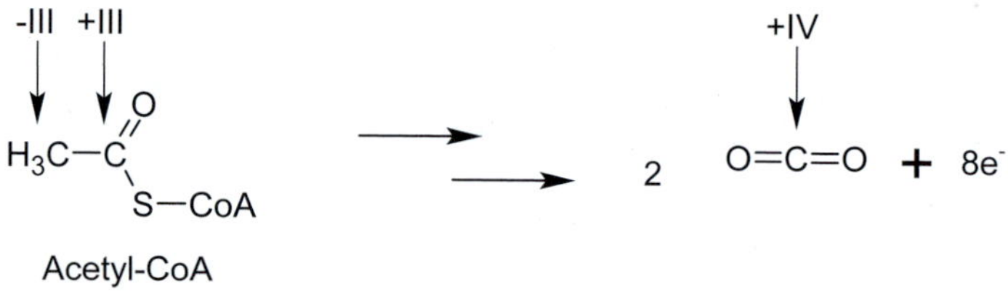

Abb. 9.23 *Redox-Bilanz des Citratzyklus*

> **Beispiel** Die Verstoffwechselung des Pyruvats über die oxidative Decarboxylierung und den Citratzyklus liefert pro Pyruvat zusätzlich 4 NADH, 1 $FADH_2$ und 1 GTP (Abb. 9.24).

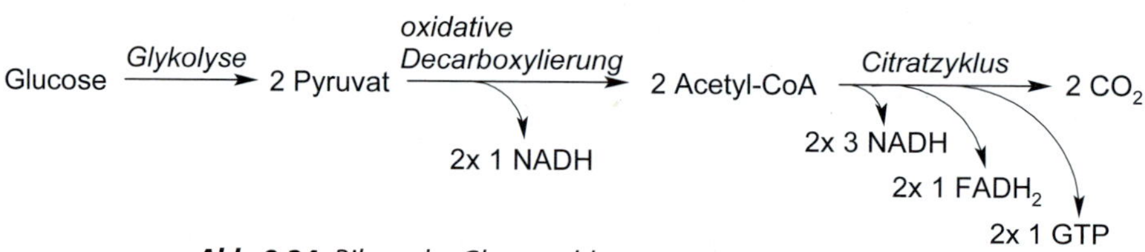

Abb. 9.24 *Bilanz des Glucoseabbaus*

> **Das Wichtigste zum Schluss**
> - Der **Citratzyklus** ist die **Drehscheibe des Stoffwechsels**.
> - **Acetyl-CoA** wird über den Citratzyklus zu **2 CO_2** abgebaut.
> - **Pro Acetyl-CoA** entstehen **3 NADH, 1 $FADH_2$** und **1 GTP**.

9.3 Atmungskette

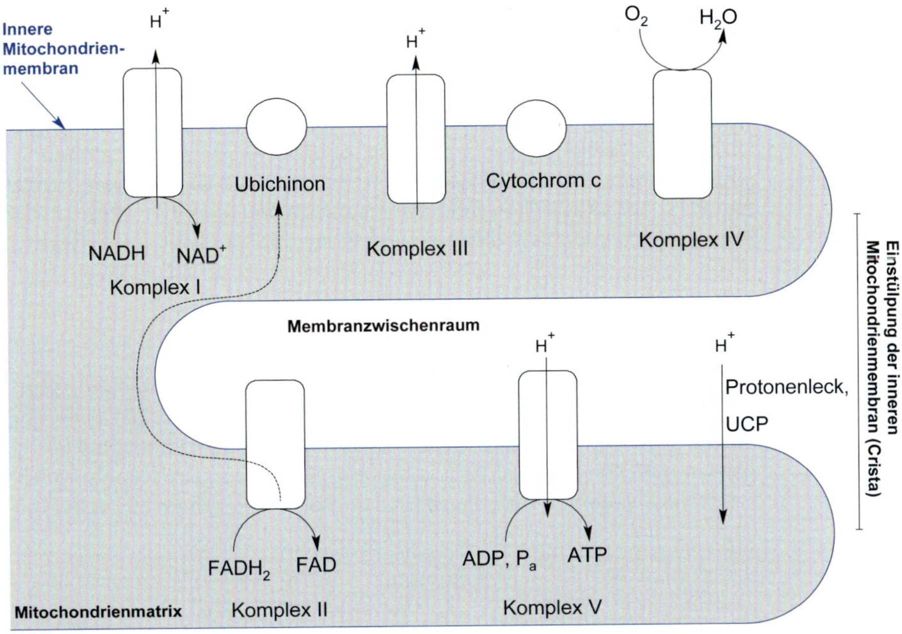

Abb. 9.25 *Atmungskette*

> **Auf einen Blick** Die Atmungskette findet in der **inneren Mitochondrienmembran** statt. Dort werden die Redox-Äquivalente NADH und $FADH_2$ oxidiert (Abb. 9.25). Von der Redox-Reaktion angetrieben, werden bei diesem Vorgang gleichzeitig Protonen über die innere Mitochondrienmembran gepumpt. Es entsteht eine ungleiche Verteilung der Protonen zwischen der Außen- und der Innenseite der Membran. Der erzeugte **Protonengradient** wird genutzt, um aus ADP und Phosphat ATP zu erzeugen.
>
> **Was Sie erwartet** Dieses Kapitel gibt einen kurzen Überblick über die Bildung von ATP in der Atmungskette (**oxidative Phosphorylierung**).

9.3.1 Prinzip der Atmungskette

In der Atmungskette werden die reduzierten Äquivalente (NADH, $FADH_2$) wieder zu NAD^+ und FAD oxidiert. Im Gegenzug werden Proteine der Atmungskette reduziert. Diese Proteine nehmen an weiteren **Redox-Reaktionen** mit anderen Proteinen teil. Am Ende werden die Elektronen auf Sauerstoff übertragen, wobei **Wasser** gebildet wird. Genau genommen unterscheiden sich die Vorgänge nicht von der **Knallgasreaktion**, bei der ebenfalls aus Wasserstoff und Sauerstoff Wasser gebildet wird. In der Atmungskette geschieht dies aber langsamer und daher nicht so explosiv.

9.3.2 Reaktionsschritte der Atmungskette

Als **Atmungskette** wird eine Reihe an Reaktionen von Proteinen zusammengefasst, die in der inneren Membran der Mitochondrien lokalisiert sind (Abb. 9.25, vgl. S. 71). **NADH** bindet sich an den **Komplex I** und gibt Elektronen an den Komplex ab (Reduktion, Abb. 9.26). Komplex I überträgt die Elektronen weiter auf **Ubichinon** (UQ) und pumpt Protonen aus dem Mitochondrieninneren (Matrix) über die Membran nach außen.

$$\text{NADH} + \text{UQ} + \text{H}^+_{\text{mito}} \xrightarrow{\text{Komplex I}} \text{NAD}^+ + \text{UQH}_2 + \text{H}^+_{\text{außen}}$$

Abb. 9.26 *Komplex I oxidiert NADH und reduziert UQ*

Reduziertes Ubichinon (UQH_2) oxidiert anschließend den Komplex III (Abb. 9.27). Von diesem Komplex III aus werden die Elektronen auf das Cytochrom c übertragen und weitere Protonen werden über die Mitochondrienmembran nach außen transportiert.

$$\text{Cyt c}_{\text{ox}} + \text{UQH}_2 + \text{H}^+_{\text{mito}} \xrightarrow{\text{Komplex III}} \text{Cyt c}_{\text{red}} + \text{UQ} + \text{H}^+_{\text{außen}}$$

Abb. 9.27 *Komplex III reduziert Cytochrom c und oxidiert UQ*

Die **Cytochrom-c-Oxidase** (**Komplex IV**) oxidiert schließlich das reduzierte Cytochrom c und bildet mit den Elektronen und dem Sauerstoff ein Wasser-Molekül (Abb. 9.28).

$$\text{Cyt c}_{\text{red}} + \text{O}_2 \xrightarrow{\text{Komplex IV}} \text{Cyt c}_{\text{ox}} + \text{H}_2\text{O}$$

Abb. 9.28 *Komplex IV oxidiert Cytochrom c und bildet Wasser*

Die Komplexe der Atmungskette transportieren viele Protonen aus der Matrix heraus. Auf diese Weise entsteht ein **Protonengradient**. Dieser wird von der **ATPase** (Komplex V) genutzt, um aus ADP und Phosphat erneut ATP zu bilden (Abb. 9.29). Die Protonen gelangen bei der ATP-Bildung zurück ins Innere der Mitochondrien.

$$ADP + P_a + H^+_{außen} \xrightarrow{\text{Komplex V}} ATP + H^+_{mito}$$

Abb. 9.29 *Bildung von ATP durch die ATPase*

> **Wichtig** Anders als NAD^+ wird **$FADH_2$** über die **Succinat-Dehydrogenase** (Komplex II, Abb. 9.30) eingespeist. Dieses Enzym pumpt jedoch keine Protonen, sondern reduziert direkt Ubichinon. Daher werden in der Bilanz aus $FADH_2$ weniger ATP erzeugt als aus NADH.
>
> $$Succinat + UQH_2 + H^+_{mito} \xrightarrow{\text{Komplex II}} Fumarat + UQ + H^+_{außen}$$
>
> ***Abb. 9.30*** *$FADH_2$ überträgt Elektronen auf Komplex II*

> **Gut zu wissen** **Redox-Äquivalente und ATP**
> Als Faustregel wird oft angegeben: 1 NADH erzeugt 3 ATP und 1 $FADH_2$ erzeugt 2 ATP. Diese Formel sollte jedoch nur als grober Richtwert angesehen werden. Tatsächlich zeigen Labormessungen, dass die richtigen Werte oft sehr viel niedriger liegen. Der Grund dafür ist, dass Protonen durch die Mitochondrienmembran gelangen können, auch ohne ATP zu erzeugen (**proton leakage**). Bis zu 20 % des Gradienten werden durch leakage verbraucht. Außerdem wird der Protonengradient, der den Komplex V antreibt, durch **uncoupling proteins** zerstört. Diese Proteine transportieren Protonen zurück ins Innere der Mitochondrien, ohne ATP zu erzeugen.

> **Das Wichtigste zum Schluss**
> - Die **Redox-Äquivalente** NADH und $FADH_2$ werden in der Atmungskette **regeneriert**.
> - Die **ATPase** nutzt den **Protonengradient** zum **ATP-Aufbau** aus ADP und P_a.

9.4 ATP

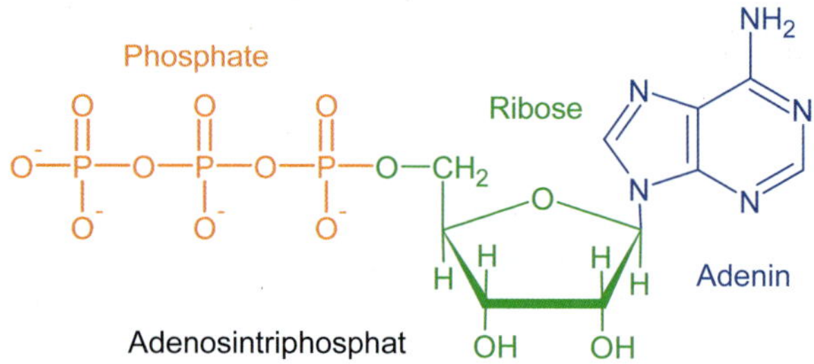

Abb. 9.31 *ATP-Molekül*

> **Auf einen Blick** Dieses Kapitel widmet sich der bedeutenden chemischen Verbindung Adenosintriphosphat (ATP). Das in der Atmungskette erzeugte **ATP** gilt als **Währung des Stoffwechsels**. ATP wird oft als eine energiereiche Verbindung bezeichnet, d. h., sie kann leicht Phosphatreste auf andere Moleküle übertragen und dadurch Stoffwechselreaktionen vorantreiben.
>
> **Auf einen Blick** Dieses Kapitel erklärt, weshalb Moleküle wie z. B. ATP energiereiche Verbindungen sind.

ATP ermöglicht viele Reaktionen im Körper. Oft werden die Phosphat-Bindungen im ATP als Tilde (~) dargestellt (Tilde = ein Schriftzeichen). Tatsächlich unterscheiden sich die Bindungen jedoch nicht nennenswert von Bindungen in anderen Molekülen.

Bevor die Spaltung von ATP erklärt wird, werden kurz einige generelle Fakten zu chemischen Reaktionen wiederholt: Wenn eine Reaktion abläuft, kann dabei Wärme entstehen (**exotherm**) oder verbraucht werden (**endotherm**). Außerdem kann die Zahl der Moleküle bzw. deren Unordnung zunehmen (**Entropie**). Bei einer starken Entropiezunahme können deshalb Reaktionen stattfinden, die endotherm sind, also Wärme benötigen.

> **Wichtig** Eine Reaktion läuft nur dann ab, wenn die zusammengefassten Beträge (**Änderung der freien Enthalpie ΔG**) aus dem Wärmebedarf und der Entropie kleiner als Null sind (**exergon**). Alle anderen Reaktionen sind **endergon** und laufen nicht ab.

Wird ATP unter Standardbedingungen hydrolysiert, d. h., alle Verbindungen liegen in der Konzentration 1 M vor, so ist die Reaktion endergon (Abb. 9.32, Gleichung I, vgl. S. 75)!

$$\text{I} \quad ATP^{4-} \longrightarrow ADP + HPO_4^{2-} + H^+ \qquad \Delta G>0$$

$$\text{II} \quad ATP^{4-} \longrightarrow ADP + HPO_4^{2-} \qquad \Delta G'<0,\ pH=7$$

Abb. 9.32 *ATP-Hydrolyse*

Aber: In **Zellen** ist die **Protonenkonzentration** viel **geringer** als unter Standardbedingungen (bei pH = 7 ist $[H^+] = 10^{-7}$ M). Man fasst die Protonenkonzentration deshalb in der **Maßzahl ΔG'** zusammen. Für die **ATP-Hydrolyse** (Abb. 9.32, Gleichung II) bedeutet das, dass durch jedes entstehende Proton ΔG' um ca. 40 kJ/mol geringer wird, d. h., $\Delta G'_{ATP}$ ist in einer Zelle nun ca. –34,5 kJ/mol und damit exergon!

> **Wichtig** Durch den biologischen pH-Wert (pH = 7) senkt jedes bei einer Hydrolyse-Reaktion entstehende Proton ΔG' um ca. 40 kJ/mol.

Weitere Gründe für die leichte Übertragung von ATP auf andere Moleküle sind:

- Abstoßung zwischen den negativen Ladungen der Phosphate
- Entropiezunahme bei der Abspaltung von Phosphat
- Abgespaltene Phosphate bilden eine Hydrathülle, wodurch Hydratisierungsenergie frei wird

> **Wichtig** Energiereiche Verbindungen können Phosphat auf ADP übertragen.

> **Beispiele** Kreatinphosphat ist eine energiereiche Verbindung, weil sie Phosphat auf ADP übertragen kann. Glucose-6-phosphat ist dazu nicht in der Lage (Abb. 9.33).

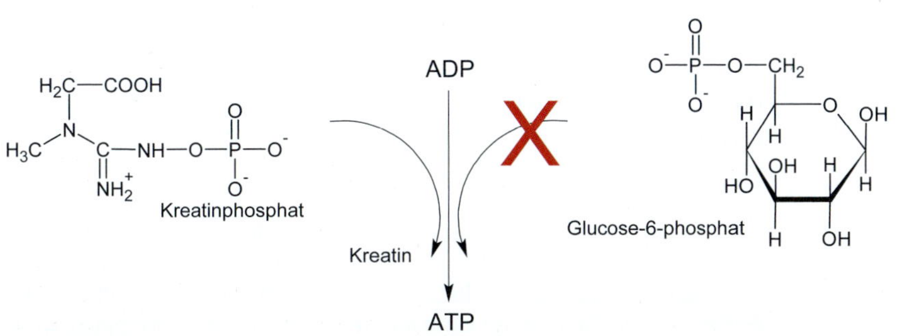

Abb. 9.33 *Kreatinphosphat versus Glucose-6-phosphat*

9.5 Glykogenabbau

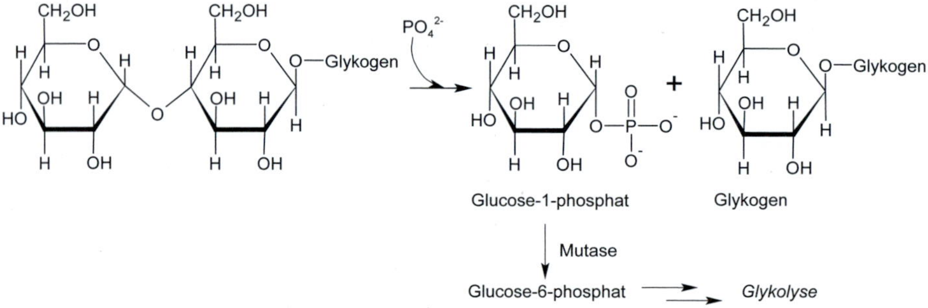

Abb. 9.34 *Glykogenolyse*

Auf einen Blick Bei Energiemangel ist Glykogen eine der ersten Reserveformen, die angezapft werden. Durch Spaltung wird aus Glykogen Glucose-6-phosphat freigesetzt, welches direkt in die Glykolyse (vgl. Kap. 9.1) eingespeist werden kann.

Was Sie erwartet Dieses Kapitel widmet sich dem Abbau von Glykogen (Glykogenolyse).

Glykogen ist bei Energiemangel die erste Reserve, die abgebaut wird. Im Muskel und in der Leber ist aus überschüssiger Glucose **Glykogen** aufgebaut worden (vgl. Kap. 8.1). Ist nicht mehr genügend Glucose im Blut vorhanden, um den Energiebedarf zu decken, wird sowohl im Muskel als auch in der Leber Glykogen abgebaut. Das Enzym **Glykogen-Phosphorylase** spaltet mithilfe eines **Phosphats** vom Ende der Glykogen-Kette ein Glucose-Molekül als **Glucose-1-phosphat** ab (G1P) (Abb. 9.34).

Wichtig Die Spaltung mittels Phosphat hat den Vorteil, dass eine extra Aktivierung bzw. Phosphorylierung durch ATP entfällt.

Das entstandene G1P kann durch ein **Mutase-Enzym** zu Glucose-6-Phosphat (G6P) isomerisiert werden und anschließend direkt in die Glykolyse (vgl. Kap. 9.1) einmünden.

Im Gegensatz zur Leber ist der Muskel nicht in der Lage, die aus dem Glykogenabbau stammende G6P als Glucose wieder freizusetzen. Die Leber verfügt über das Enzym **Glucose-6-Phosphatase**, die das Phosphat von G6P abspaltet. Die Glucose kann aus der Leber über das Blut hin zu weiteren Organen wie Gehirn, Muskel usw. transportiert werden.

9.6 Corizyklus

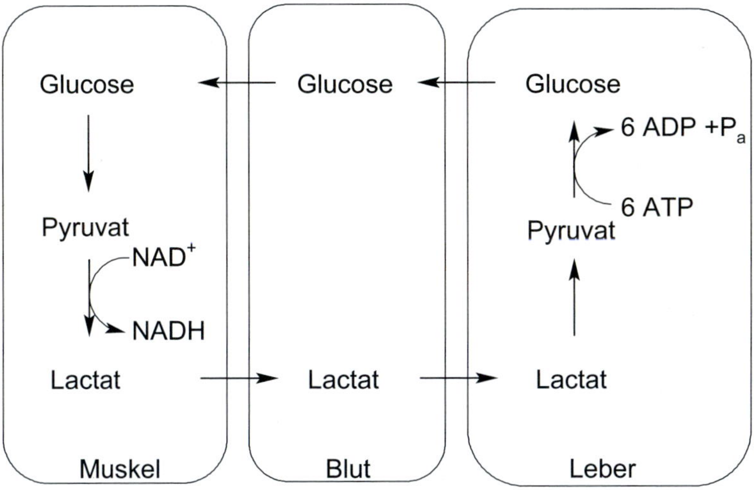

Abb. 9.35 *Corizyklus*

Auf einen Blick Bei Bewegung führt der gesteigerte Energiebedarf im Muskel schnell zu **Sauerstoffmangel**. Dadurch können in der Atmungskette nicht mehr die Redox-Äquivalente NAD^+ aus NADH regeneriert werden. Um das für den Glucoseabbau notwendige NAD^+ bereitzustellen, wird **Pyruvat** deshalb vermehrt zu **Lactat** (Milchsäure) unter **NADH-Verbrauch** reduziert, anstatt in den Citratzyklus (vgl. Kap. 9.2) zu fließen. Lactat wird zur Leber transportiert, die es für die **Gluconeogenese** (Glucoseneubildung, vgl. Kap. 9.7) verwendet.

Was Sie erwartet Der Corizyklus ist wichtig, um die Energieversorgung des arbeitenden Muskels zu gewährleisten. Die Einzelschritte werden in diesem Kapitel betrachtet.

9.6.1 Schritt 1 des Corizyklus – Lactatbildung

Kurzfristige, starke Muskelbewegung, z. B. beim morgendlichen Sprint zum Bus, führt zu einem erhöhten ATP-Bedarf. Die ATP-Bildung in der Atmungskette ist jedoch auf ausreichend Sauerstoff angewiesen. Bei diesen kurzen, starken Belastungen kann die nötige Sauerstoffzufuhr oft nicht gewährleistet werden. Die **Glykolyse** läuft ab und generiert **NADH**, das nun – aufgrund des Sauerstoffmangels – nicht wieder zu NAD^+ regeneriert werden kann.

Deshalb geht der Muskel bei Sauerstoffmangel dazu über, das aus der Glykolyse stammende Pyruvat zu Lactat zu reduzieren (vgl. Abb. 9.36). Bei dieser Reaktion wird **NAD^+ regeneriert**, das nun wieder für die Glykolyse zur Verfügung steht. Um eine Übersäuerung des Zellinneren durch Lactat zu verhindern, wird es ausgeschieden und über die Blutbahn zur **Leber** transportiert.

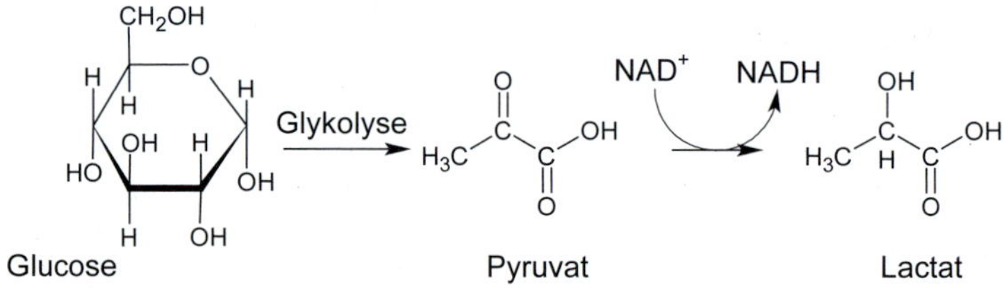

Abb. 9.36 *Lactatbildung im Muskel bei Sauerstoffmangel*

9.6.2 Schritt 2 des Corizyklus – Gluconeogenese

Die Leber nimmt Lactat aus dem Blut auf und kann es wieder in Pyruvat umwandeln. Durch die gute Durchblutung steht der Leber stets genug Sauerstoff zur Verfügung, um die Redox-Cofaktoren der Atmungskette zu regenerieren. Das entstandene Pyruvat kann zum Aufbau von Glucose verwendet werden (Abb. 9.37). Der Vorgang der **Gluconeogenese** wird in Kap. 9.7 besprochen.

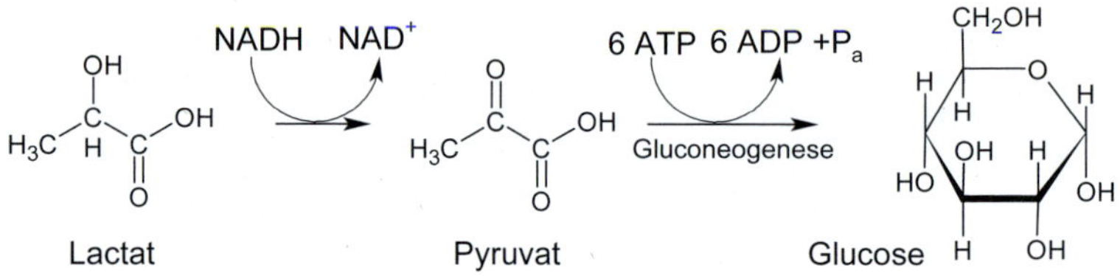

Abb. 9.37 *Umwandlung von Lactat zu Glucose*

Dieser Vorgang kostet jedoch 6 ATP pro erzeugtes Glucose-Molekül.

> **Wichtig** Der Corizyklus dient der NAD^+-Regeneration im Muskel **bei Sauerstoffmangel** und ist mit ATP-Kosten in der Leber verbunden.

> **Das Wichtigste zum Schluss**
> - Der Muskel produziert bei Sauerstoffmangel **Lactat** und schüttet es aus.
> - Aus Lactat wird in der Leber über Pyruvat **Glucose** regeneriert und ins Blut abgegeben.

9.7 Gluconeogenese

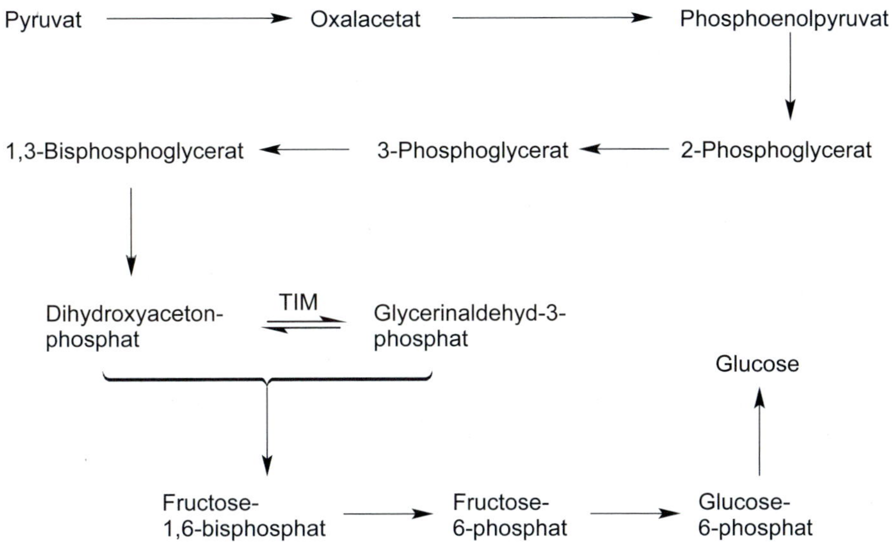

Abb. 9.38 *Gluconeogenese*

> **Auf einen Blick** Glucose ist ein wichtiger Energielieferant für viele Gewebe. Wenn jedoch der Blutzuckerspiegel niedrig ist, weil z. B. die letzte Mahlzeit länger zurückliegt, muss Glucose aus anderen Bausteinen hergestellt werden. Die **Neubildung von Glucose** heißt Gluconeogenese (Abb. 9.38).
>
> **Was Sie erwartet** Ausgehend von Pyruvat werden die Einzelreaktionen der Gluconeogenese besprochen.

Die Glucose ist für Organe wie Gehirn, Nerven und Muskeln ein wichtiger Energielieferant. Die Neuproduktion von Glucose (**Gluconeogenese**) hat daher große Bedeutung. Der Körper muss in der Lage sein, bei einem niedrigen Blutzuckerspiegel Gewebe mit dem Brennstoff Glucose zu versorgen und diesen ggf. aus anderen Vorstufen zu produzieren.

Die Gluconeogenese ist ein **anaboler Stoffwechselweg**, d. h., hier geht es um den Aufbau von Molekülen. Der Vorgang findet vor allem in der Leber statt. Muskeln sind dazu nicht in der Lage, da ihnen die notwendigen Enzyme fehlen. In Kap. 9.6 und Kap. 9.8 wird dargestellt, wie Muskeln stattdessen Energie gewinnen.

9.7.1 Schritt 1 der Gluconeogenese – Bildung von Oxalacetat

Im ersten Schritt der Gluconeogenese wird Pyruvat durch eine Carboxylierungsreaktion zu Oxalacetat umgewandelt (Abb. 9.39). Die Reaktion erfordert ATP und den **Cofaktor Biotin** (vgl. Kap. 6.3).

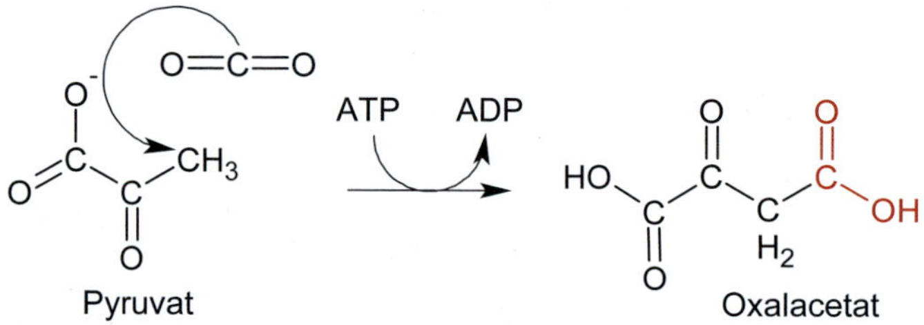

Abb. 9.39 *Carboxylierung von Pyruvat*

> **Wichtig** Der Mensch ist nicht in der Lage, Glucose aus Lipiden neu zu bilden.

9.7.2 Schritt 2 der Gluconeogenese – Decarboxylierung

Oxalacetat wird nun unter Guanosintriphosphat-Verbrauch wieder decarboxyliert und es entsteht **Phosphoenolpyruvat** (PEP, Abb. 9.40). Auf den ersten Blick erscheint es merkwürdig, dass Pyruvat zunächst carboxyliert wird, nur um im Folgeschritt ein Molekül CO_2 abzuspalten, und dass beide Reaktionen Energie verbrauchen. Die „Merkwürdigkeit" hängt mit dem hohen Gruppenübertragungspotenzial von PEP zusammen. Es ist so groß, dass die direkte Bildung von PEP aus Pyruvat nicht möglich ist. Stattdessen wird ein Umweg gewählt, bei dem zwei ATP verbraucht werden und das entweichende Kohlenstoffdioxid die Reaktion zusätzlich vorantreibt.

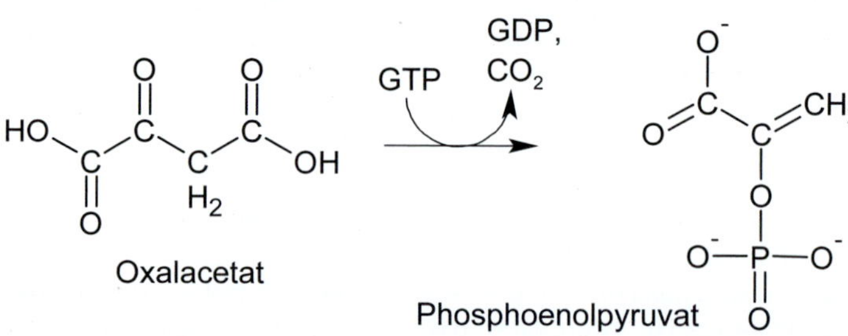

Abb. 9.40 *Decarboxylierung von Oxalacetat unter PEP-Bildung*

9.7.3 Schritt 3 der Gluconeogenese – 2-Phosphoglycerat

Nachdem nun Phosphoenolpyruvat im zweiten Schritt hergestellt wurde, stellen die folgenden Schritte zum größten Teil die **Umkehrung der Glykolyseschritte** (vgl. Kap. 9.1) dar. Durch die Addition von Wasser an die Doppelbindung entsteht 2-Phosphoglycerat (Abb. 9.41).

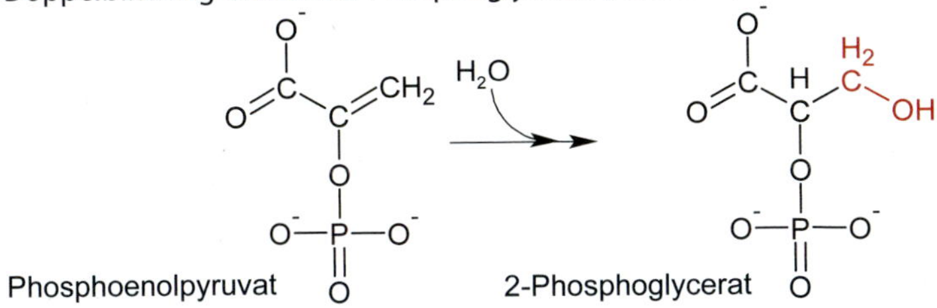

Abb. 9.41 *Bildung von 2PG durch Wasseraddition*

9.7.4 Schritt 4 der Gluconeogenese – 3-Phosphoglycerat

Die Isomerisierung von 2-Phosphoglycerat zu 3-Phosphoglycerat ist in Abb. 9.42 gezeigt.

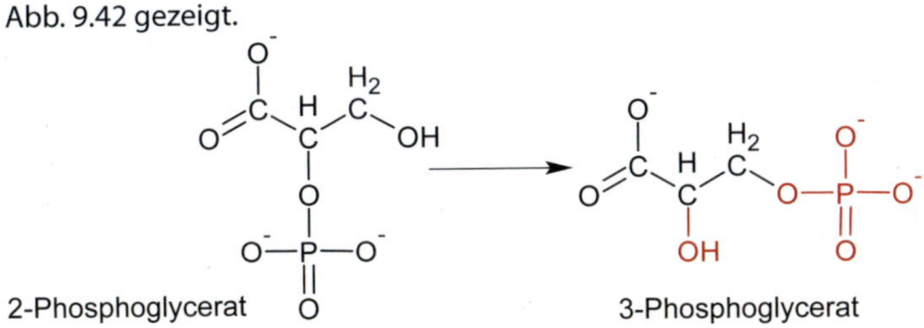

Abb. 9.42 *Isomerisierung von 2PG zu 3PG*

9.7.5 Schritt 5 der Gluconeogenese – 1,3-Bisphosphoglycerat

Unter **ATP-Verbrauch** erfolgt die Phosphorylierung von 3-Phosphoglycerat zu 1,3-Bisphosphoglycerat (Abb. 9.43).

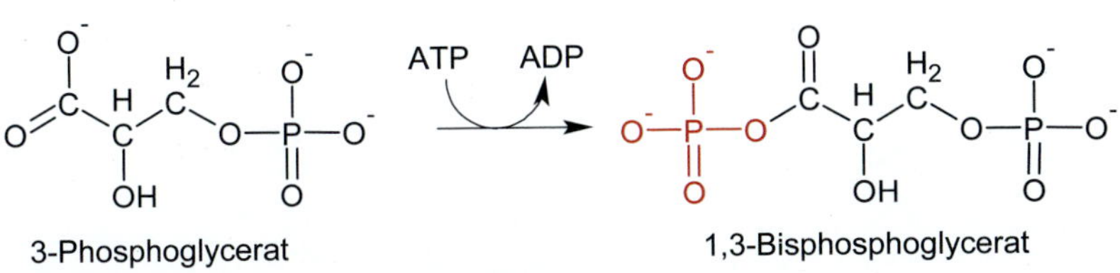

Abb. 9.43 *ATP-abhängige Bildung von 1,3-BPG aus 3PG*

9.7.6 Schritt 6 der Gluconeogenese – GAP und DHAP

Anschließend wird 1,3-Bisphosphoglycerat reduziert, es entsteht zunächst **Glycerinaldehyd-3-phosphat** (GAP, Abb. 9.44). GAP kann wiederum über eine durch Triosephosphat-Isomerase-katalysierte Reaktion zu **Dihydroxyacetonphosphat** (DHAP) umgewandelt werden (vgl. Kap. 9.1.4).

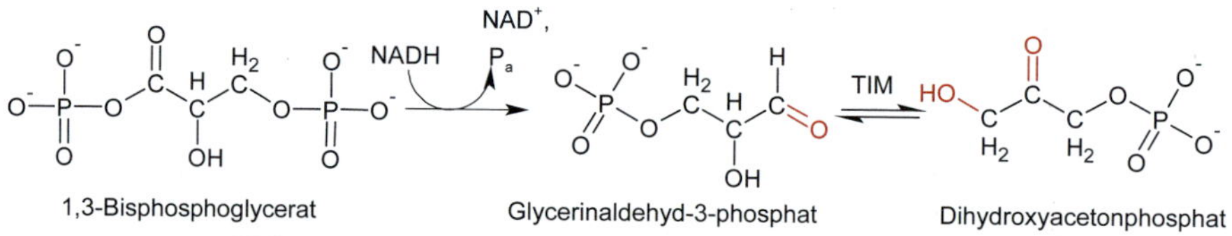

Abb. 9.44 *GAP- und DHAP-Bildung aus 1,3-BPG*

9.7.7 Schritt 7 der Gluconeogenese – Fructose-1,6-bisphosphat

Durch Verknüpfen eines GAP-Moleküls und eines DHAP-Moleküls wird Fructose-1,6-bisphosphat gebildet (Abb. 9.45).

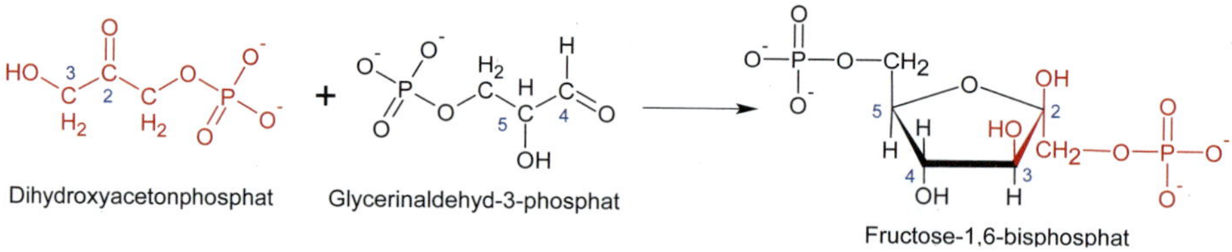

Abb. 9.45 *GAP und DHAP bilden Fructose-1,6-bisphosphat*

9.7.8 Schritt 8 der Gluconeogenese – Fructose-6-phosphat

Da Fructose-1,6-bisphosphat nur ein **geringes Gruppenübertragungspotenzial** hat, kann keines der Phosphate auf ADP übertragen werden. Stattdessen kommt es zur **Hydrolyse**, wobei das Phosphat als anorganisches Phosphat freigesetzt wird (Abb. 9.46, vgl. S. 83). Es entsteht Fructose-6-phosphat.

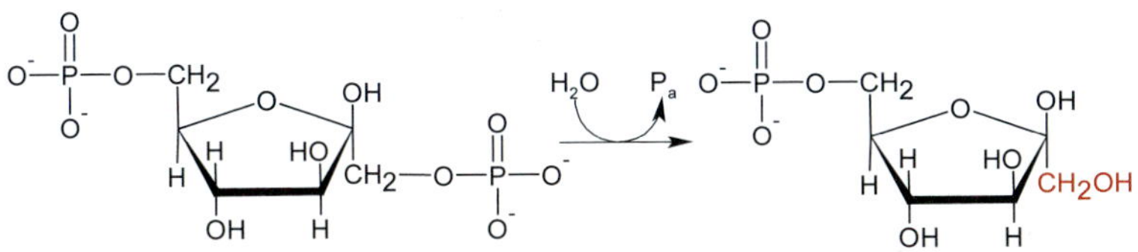

Fructose-1,6-bisphosphat Fructose-6-phosphat

Abb. 9.46 *Hydrolyse zu Fructose-6-phosphat*

9.7.9 Schritt 9 der Gluconeogenese – Glucose-6-phosphat

Durch Öffnen und Schließen des Rings wird Fructose-6-phosphat zu Glucose-6-phosphat isomerisiert (Abb. 9.47).

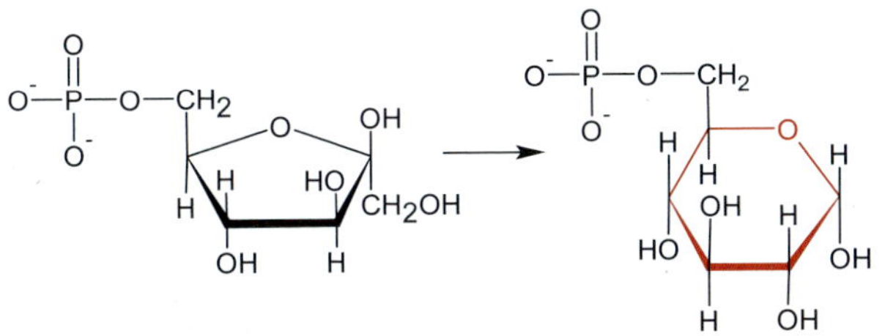

Fructose-6-phosphat Glucose-6-phosphat

Abb. 9.47 *Isomerisierung von F6P zu G6P*

9.7.10 Schritt 10 der Gluconeogenese – Bildung von Glucose

Auch Glucose-6-phosphat kann kein Phosphat auf ADP übertragen, sondern hydrolysiert unter Freisetzung von Phosphat zu Glucose (Abb. 9.48).

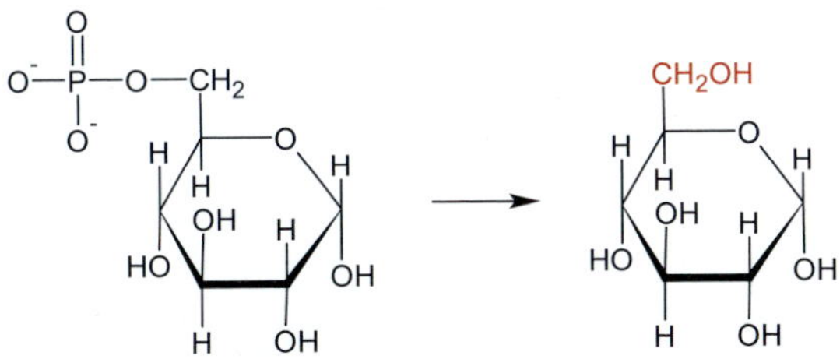

Glucose-6-phosphat Glucose

Abb. 9.48 *Glucosebildung durch Hydrolyse von G6P*

Beispiel Die Bilanz der Gluconeogenese ist in Abb. 9.49 dargestellt.

2 Pyruvat		Glucose
3 NTP		2 NAD^+
2 NADH	→	4 NDP
4 H_2O		4 P_a

Abb. 9.49 *Bilanz der Gluconeogenese*

Das Wichtigste zum Schluss

- **Glucose** ist der wichtigste **Energielieferant** des menschlichen Körpers, daher kann der Körper Glucose selbst neu bilden – **Gluconeogenese**.
- Herrscht ein Mangel an Glucose (niedriger Blutzuckerspiegel), wird Glucose aus Vorstufen, z. B. **Pyruvat**, gebildet. Die Gluconeogenese ist daher ein **anaboler** Stoffwechselweg.
- Die **Bildung von Phosphoenolpyruvat** aus Pyruvat geschieht über die **Zwischenstufe Oxalacetat** mithilfe des **Cofaktors Biotin**.
- Die Bildung von Glucose **verbraucht Energie** in Form von **Nukleotidtriphosphaten**.

9.8 Alaninzyklus

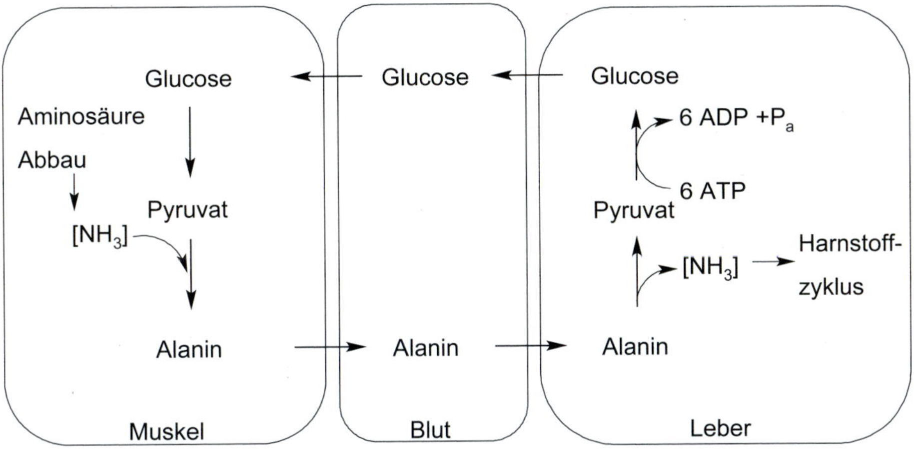

Abb. 9.50 *Alaninzyklus*

Auf einen Blick In Mangelsituationen kann der Muskel auf **Aminosäuren** und **Proteine** zur **Energiegewinnung** zurückgreifen. Dabei fällt jedoch Stickstoff in Form von **Ammoniak** an. Ammoniak ist selbst in geringen Mengen für Zellen **giftig**. Da der Muskel das Ammoniak nicht entgiften kann, wird es zunächst auf **Pyruvat** übertragen.
Das entstehende **Alanin** gelangt über das Blut zur Leber. Dort kann das Ammoniak in den harmloseren **Harnstoff** umgewandelt werden. Harnstoff wird durch seine gute Wasserlöslichkeit mit dem Urin ausgeschieden.

Was Sie erwartet Im Alaninzyklus transportiert der Muskel Ammoniak in Form von Alanin zur Leber, um es dort entgiften zu lassen. Ähnlich dem Corizyklus (vgl. Kap. 9.6) kann Pyruvat zur Gluconeogenese verwendet werden. Die Schritte des Alaninzyklus sind Inhalt dieses Kapitels.

9.8.1 Schritt 1 des Alaninzyklus – Übertragung von Ammoniak

Sind die Glykogen-Vorräte des Muskels erschöpft oder befindet sich der Körper in einer Hungerphase, so ist nicht mehr ausreichend Glucose für die ATP-Gewinnung vorhanden. In diesem Fall werden Proteine und Aminosäuren abgebaut. Der Nachteil dabei ist die anfallende Aminogruppe, die in ihrer freien Form – Ammoniak – giftig für die Zellen ist.

> **Wichtig** Ammoniak ist ein Zellgift!

Dem Muskel fehlen die Enzyme zum Entgiften des Ammoniaks. Deshalb wird die Aminogruppe zunächst auf Pyruvat übertragen (Abb. 9.51). Es entsteht Alanin. Der Vorgang heißt **Transaminierung** (vgl. Kap. 9.9).

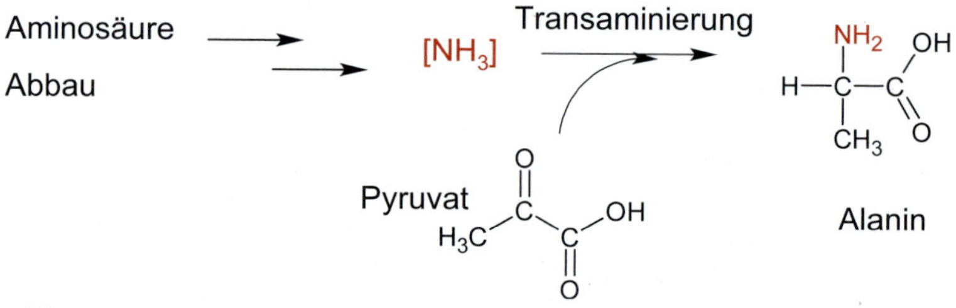

Abb. 9.51 *Umwandlung von Pyruvat zu Alanin*

9.8.2 Schritt 2 des Alaninzyklus – Bildung von Harnstoff

Das entstandene Alanin wird zur **Leber** transportiert. Dort sind die Enzyme vorhanden, um das Ammoniak in den harmlosen Harnstoff umzuwandeln (Abb. 9.52, vgl. Kap. 9.10). Wie auch schon beim Corizyklus kann das Pyruvat zur Neubildung von Glucose verwendet werden. Die ATP-Kosten sind dieselben (vgl. Kap. 9.7).

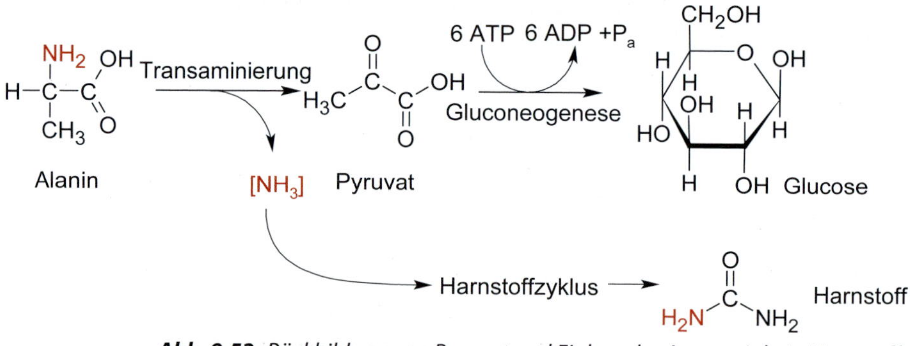

Abb. 9.52 *Rückbildung von Pyruvat und Einbau des Ammoniaks in Harnstoff*

> **Wichtig** Der Alaninzyklus dient zur Entsorgung des beim Proteinabbau anfallenden Ammoniaks im Muskel.

9.9 Transaminierung

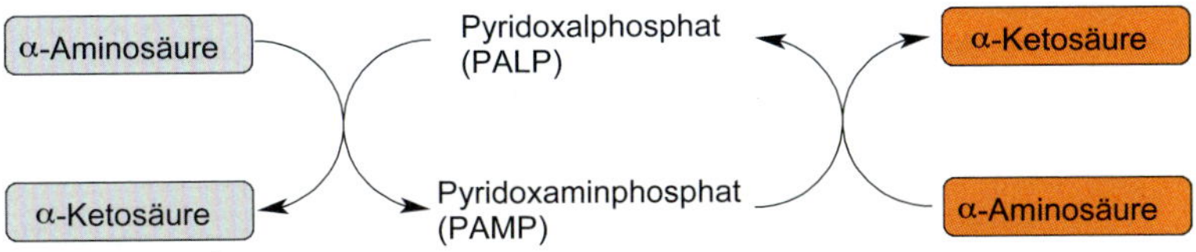

Abb. 9.53 *Pyridoxalphosphat, ein Cofaktor bei Transaminierungen*

Auf einen Blick Viele Stoffwechselwege, z. B. der Alaninzyklus (vgl. Kap. 9.8), erfordern die Übertragung einer Aminogruppe auf ein anderes Molekül. Der Transfer der Stickstoffgruppe heißt **Transaminierung** und findet im Zellplasma und in den Mitochondrien statt. Bei der Transaminierung sind in der Regel eine Aminosäure, eine Ketosäure und der Cofaktor Pyridoxalphosphat (Abb. 9.53) beteiligt.

Was Sie erwartet Die Schritte der Transaminierung werden in diesem Kapitel erklärt.

Für den Alaninzyklus ist die Übertragung der Aminogruppe von einem Molekül auf ein anderes ein wichtiger Schritt. Da es sich um einen Austausch bzw. **Transfer der Aminogruppe** handelt, nennt sich dieser Reaktionstyp Transaminierung.
Die Transaminierung ist eine zentrale Reaktion im gesamten Aminosäurestoffwechsel. Die Reaktion läuft meistens nur mit dem **Cofaktor Pyridoxalphosphat (PALP)** ab, der aus Vitamin B_6 gebildet wird (vgl. Kap. 6.4). Bei der Transaminierung wird die Aminogruppe zunächst von der Aminosäure auf PALP übertragen (Abb. 9.54). Dabei entstehen eine Ketosäure sowie **Pyridoxaminphosphat (PAMP)**.

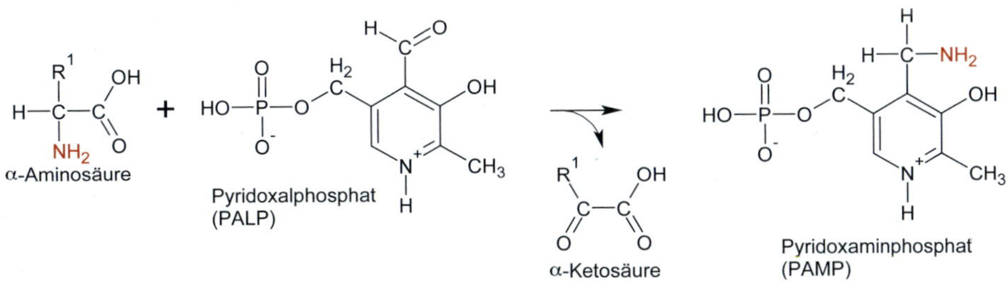

Abb. 9.54 *Übertragung der Aminogruppe auf PALP*

Die Aminogruppe des Pyridoxaminphosphats wird anschließend auf eine zweite Ketosäure übertragen (Abb. 9.55). Aus dieser Ketosäure wird eine Aminosäure, der Cofaktor Pyridoxalphosphat ist regeneriert.

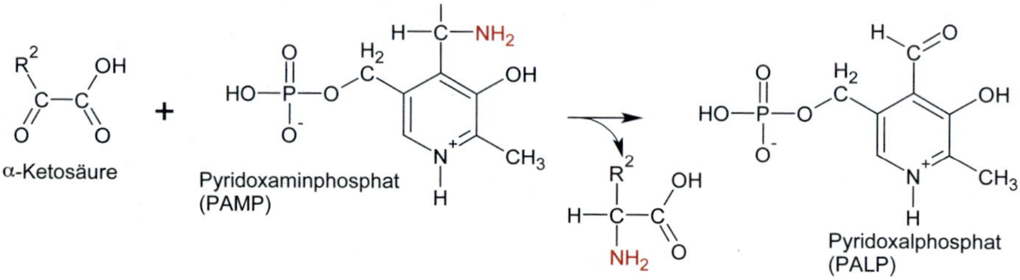

Abb. 9.55 *Übertragung der Aminogruppe auf eine Ketosäure*

Gut zu wissen Cofaktor Pyridoxalphosphat

Der Cofaktor PALP katalysiert nicht nur die **Übertragung von Aminogruppen**. Abhängig davon, welche Bindung in der PALP-Zwischenstufe (Abb. 9.56) gespalten wird, kann es z. B. auch zur **Decarboxylierung** kommen. Auf diese Weise werden aus Aminosäuren biogene Amine wie GABA oder Histamin (vgl. S. 21) erzeugt. Mittels PALP-Katalyse lässt sich aus der Aminosäure Glutamat direkt Ammoniak abspalten (**oxidative Deamidierung,** Abb. 9.56), das in den Harnstoffzyklus fließt (vgl. Kap. 9.10).

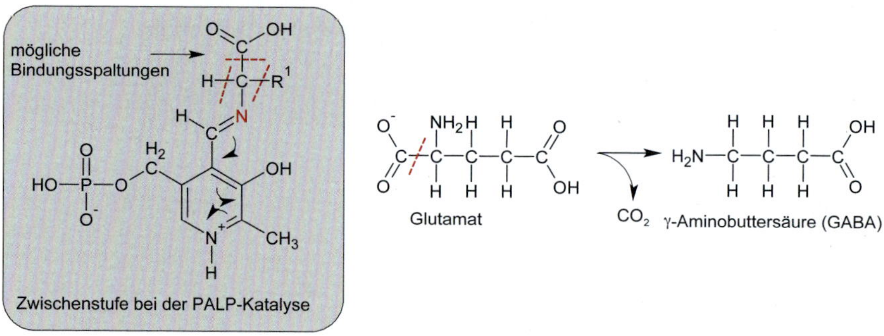

Abb. 9.56 *Andere PALP-katalysierte Reaktionen*

9.10 Harnstoffzyklus

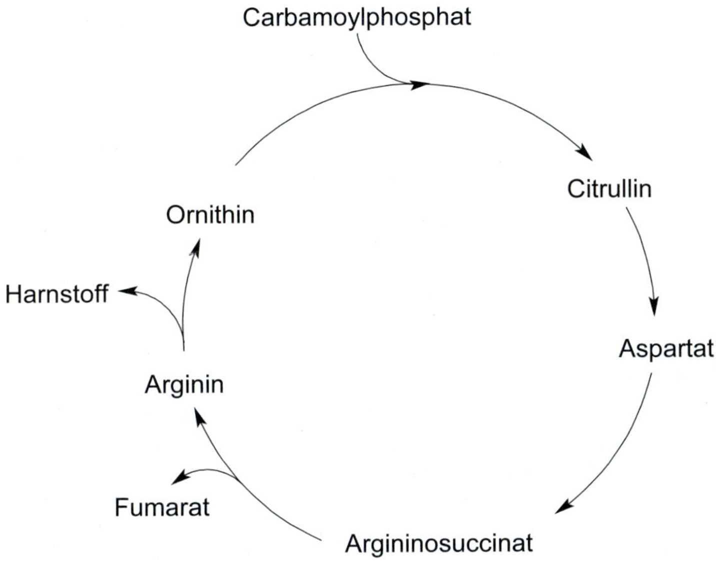

Abb. 9.57 *Harnstoffzyklus*

> **Auf einen Blick** Beim Abbau von Proteinen und Aminosäuren entstehen stickstoffhaltige Verbindungen, z. B. Ammoniak, die giftig für den Körper sind. Um diese Verbindungen aus dem Körper zu schaffen, wird der Stickstoff im Harnstoffzyklus (Abb. 9.57) umgewandelt und als wasserlöslicher Harnstoff ausgeschieden. Bei diesem Prozess werden 3 ATP verbraucht. Harnstoff ist die Hauptausscheidungsform von Stickstoff im menschlichen Körper.
> Die Reaktionen des Harnstoffzyklus laufen in der Leber ab, zuerst in den Mitochondrien, dann im Zytosol.
>
> **Was Sie erwartet** Die Umwandlung des Proteinstickstoffs zu Harnstoff wird in diesem Kapitel Schritt für Schritt erklärt.

In langen Hungerphasen werden Proteine und Aminosäuren zur Energiegewinnung abgebaut. Aus den Kohlenstoffgerüsten der **glucogenen Aminosäuren** entstehen Stoffwechselzwischenprodukte (Intermediate) der Glykolyse und des Citratzyklus, während **ketogene Aminosäuren** zu Acetyl-CoA oder Acetoacetyl-CoA abgebaut werden (Abb. 9.58, vgl. S. 90). Die vier Aminosäuren Trp, Ile, Tyr und Phe sind sowohl glucogen als auch ketogen. Auf die einzelnen Abbauschritte der Kohlenstoffgerüste wird nicht weiter eingegangen.

Die Aminogruppen werden durch **Transaminierung** (vgl. Kap. 9.9) von der Aminosäure auf eine Ketosäure übertragen und münden letztlich in den Harnstoffzyklus. Das Zellgift Stickstoff wird in den harmloseren Harnstoff umgewandelt, den der Körper ausscheiden kann.

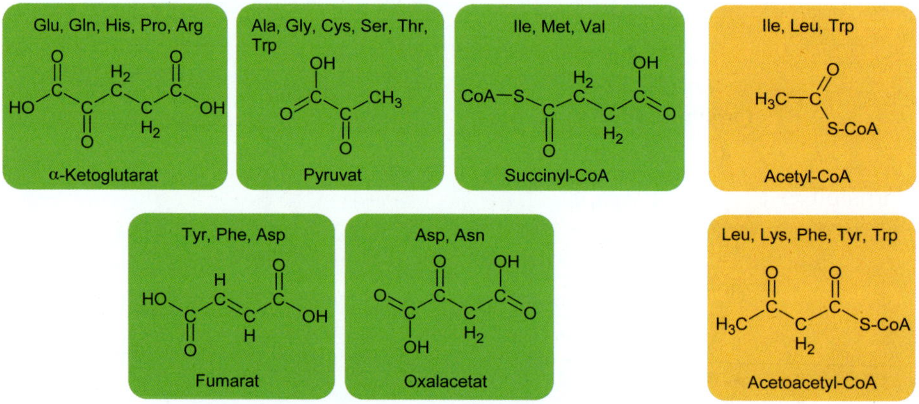

Abb. 9.58 *Metabolite aus dem Aminosäureabbau*

9.10.1 Schritt 1 des Harnstoffzyklus – Carbamoylphosphat

Zunächst wird in den **Mitochondrien der Leber** die Verbindung **Carbamoylphosphat** gebildet, die später in den Harnstoffzyklus eintritt. Aus Kohlensäure und freiem Ammoniak wird unter ATP-Verbrauch Carbaminsäure und schließlich Carbamoylphosphat erzeugt (Abb. 9.59). Insgesamt sind **2 ATP** erforderlich.

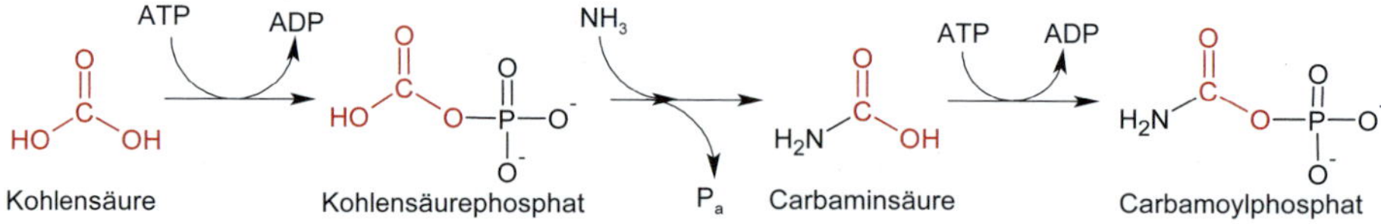

Abb. 9.59 *Bildung von Carbamoylphosphat aus Ammoniak und Kohlensäure*

> **Wichtig** Im Stoffwechsel werden Moleküle häufig durch ATP aktiviert. Dabei spaltet sich eine (Pyro-)Phosphatgruppe ab. Durch die freigesetzte Energie wird eine neue Bindung geknüpft. Im Harnstoffzyklus tritt dieses Reaktionsmuster bei der Bildung von Carbamoylphosphat (Abb. 9.59), Citrullin (Abb. 9.60, vgl. S. 91) und Argininosuccinat (Abb. 9.62, vgl. S. 92) auf.

9.10.2 Schritt 2 des Harnstoffzyklus – Citrullin

Das aktivierte Carbamoylphosphat reagiert anschließend mit der nicht-proteinogenen Aminosäure Ornithin (Abb. 9.60). Bei der Reaktion spaltet sich ein Phosphat ab. Es entsteht Citrullin.

> **Wichtig** Citrullin gehört, ebenso wie das später entstehende Arginin, zur **Glutarsäure-Lernfamilie**. Alle deren Mitglieder haben eine Kettenlänge von 5 C-Atomen.

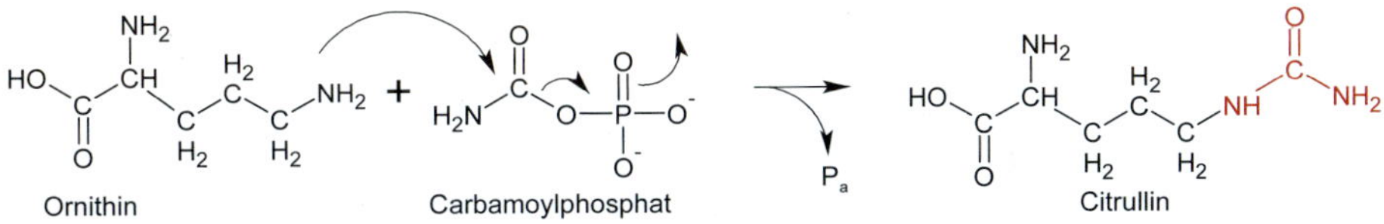

Abb. 9.60 *Kondensation von Carbamoylphosphat mit Ornithin*

9.10.3 Schritt 3 des Harnstoffzyklus – Aktivierung von Citrullin

Die Schritte 1–3 finden in den Mitochondrien der Zelle statt. Das Citrullin wird ins **Zytosol** transportiert und mittels **ATP aktiviert** (Abb. 9.61). Im Gegensatz zu anderen Aktivierungen wird bei diesem Schritt **Adenosinmonophosphat** (AMP) angehängt, während Pyrophosphat freigesetzt wird. Zur Erinnerung: Normalerweise wird bei der ATP-Aktivierung Phosphat angehängt und Adenosindiphosphat (ADP) freigesetzt.

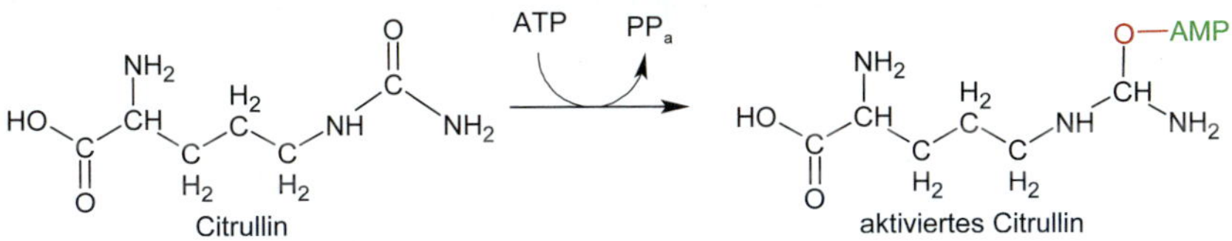

Abb. 9.61 *ATP-abhängige Aktivierung von Citrullin*

9.10.4 Schritt 4 des Harnstoffzyklus – Argininosuccinat

Aspartat liefert das zweite Stickstoffatom und lagert sich an das aktivierte Citrullin an. Es entsteht Argininosuccinat (Abb. 9.62).

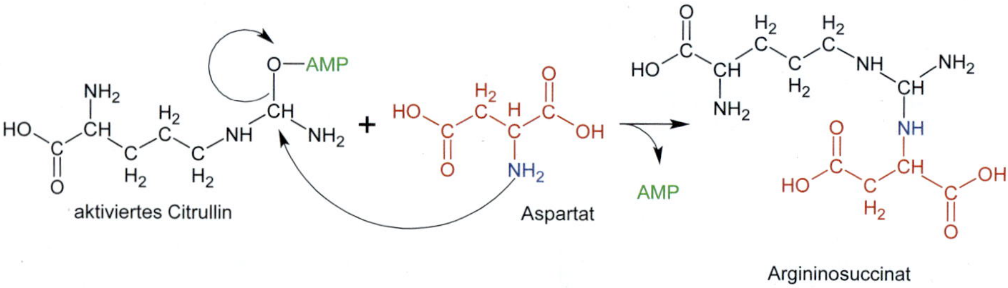

***Abb. 9.62** Bildung von Argininosuccinat*

> **Wichtig** Bei der Spaltung von ATP zu AMP ist der energetische Verbrauch doppelt so hoch wie bei der Spaltung von ATP zu ADP. Für das Anhängen von Aspartat an Citrullin ist hier die Energie von zwei ATP-Einheiten verbraucht worden.

9.10.5 Schritt 5 des Harnstoffzyklus – Arginin und Fumarat

Durch ein bestimmtes Enzym wird ein Molekül Argininosuccinat in Arginin und Fumarat gespalten (Abb. 9.63). Fumarat kann anschließend in den Citratzyklus einfließen (vgl. Kap. 9.2).

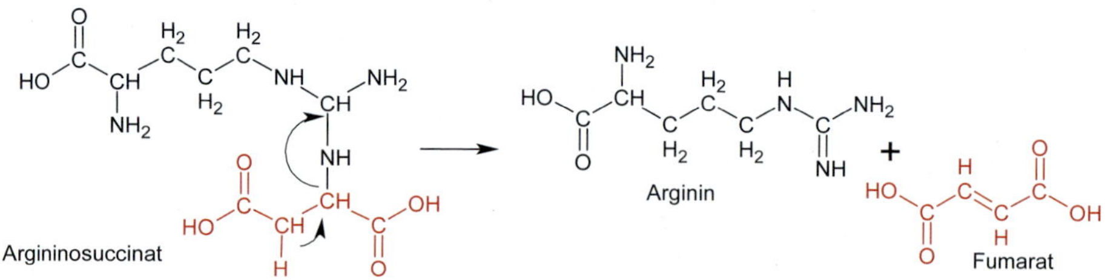

***Abb. 9.63** Abspaltung von Fumarat*

9.10.6 Schritt 6 des Harnstoffzyklus – Ornithin

Aus der Aminosäure Arginin kann durch Hydrolyse ein Molekül Harnstoff abgespalten werden (Abb. 9.64). Bei der Spaltung wird außerdem Ornithin zurückgebildet, welches in das Mitochondrium zurückgeschleust wird und erneut in den Harnstoffzyklus eintreten kann.

Damit ist der Harnstoffzyklus abgeschlossen. Der gebildete Harnstoff gelangt über den Blutkreislauf zur Niere und wird ausgeschieden.

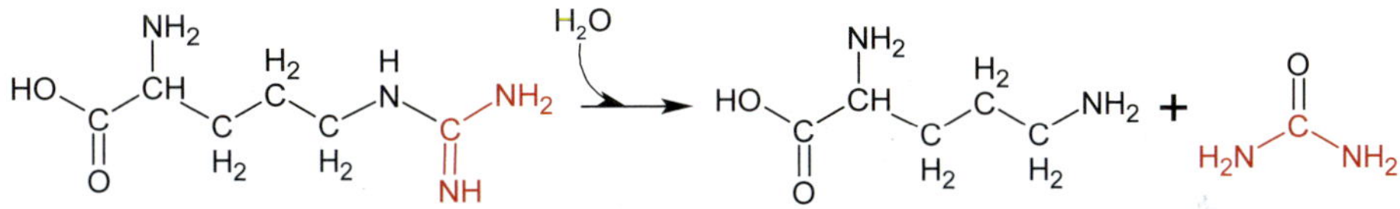

Arginin Ornithin Harnstoff

Abb. 9.64 *Spaltung von Arginin*

> **Beispiel** Eine Bilanz für den Durchlauf eines Carbamoylphosphats im Harnstoffzyklus zeigt Abb. 9.65.
>
> Carbamoylphosphat + Aspartat + H_2O + ATP ⟶ Harnstoff + Fumarat + AMP + PP_a
>
> ***Abb. 9.65*** *Bilanz des Harnstoffzyklus*

> **Das Wichtigste zum Schluss**
> - Das im Proteinstoffwechsel gebildete **Ammoniak** ist ein **Zellgift.**
> - Der Stickstoff aus Aminogruppen wird im **Harnstoffzyklus** entgiftet, indem er in **Harnstoff** eingebaut wird. Dies geschieht in der Leber.
> - Der Einbau von Stickstoff aus Aminogruppen in Harnstoff **verbraucht ATP**.
> - Der wasserlösliche Harnstoff wird mit dem **Urin** über die Nieren ausgeschieden.

9.11 β-Oxidation

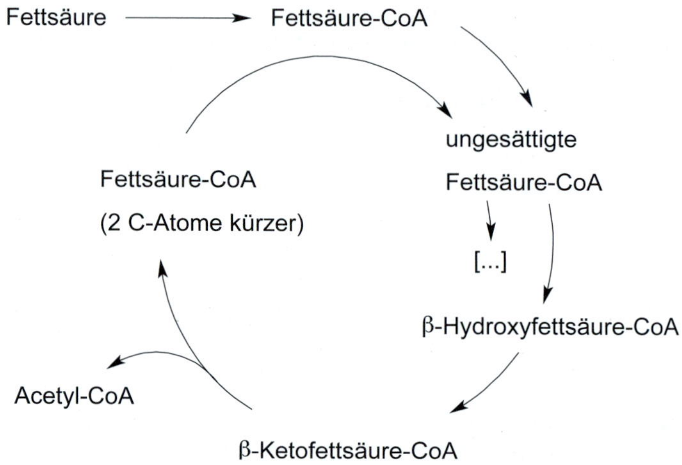

Abb. 9.66 *β-Oxidation*

> **Auf einen Blick** Der Körper speichert Fett als langfristige Energiereserve. Fette werden erst nach längerem Hungern als Brennstoffe verwendet. Die β-Oxidation (Abb. 9.66) ist ein zyklischer (wiederkehrender) Abbauprozess, bei dem die Fettsäureketten zu **Acetyl-CoA-Einheiten** aufgespalten werden, die anschließend in den Citratzyklus (vgl. Kap. 9.2) einfließen. Die ß-Oxidation findet in den Mitochondrien statt.
>
> **Was Sie erwartet** Der Abbau von Fettsäuren in der β-Oxidation ist Inhalt dieses Kapitels. Die Einzelschritte dieser zyklischen Reaktionsfolge werden verständlich erklärt.

Im Vergleich zu Proteinen oder Zuckern befinden sich **Fette** in einer geringeren **Oxidationsstufe**, d. h., sie besitzen mehr CH_2-Gruppen. Fette können daher stärker oxidiert werden und liefern in der Atmungskette mehr Energie. **Fette** sind die **langfristigen Energievorräte** des Körpers und werden erst nach längeren Hungerphasen abgebaut.

Fette liegen als Triglyceride im Fettgewebe vor (vgl. Kap. 3). **Fettsäuren** werden im menschlichen Körper durch **Lipase-Enzyme** vom Glycerin abgespalten und über die **β-Oxidation** abgebaut. Dabei werden die Fettsäureketten in einer sich wiederholenden Reaktionsreihenfolge in **Acetyl-CoA-Einheiten** zerlegt. Das **Glycerin** fließt nach Oxidation und Phosphorylierung als Glycerinaldehyd-3-phosphat in die Glykolyse (vgl. Kap. 9.1) ein.

Gut zu wissen Lipasen des Fettgewebes
Drei Lipasen sind für die Spaltung von Triglyceriden im Fettgewebe verantwortlich (Abb. 9.67). Die **Adipose-Triglycerid-Lipase** (ATGL) spaltet Fettsäuren vom C1-Atom. Vom entstandenen Diglycerid entfernt die **hormonsensitive Lipase** (HSL) die Fettsäure am C3-Atom. Schließlich spaltet die **Monoglycerid-Lipase** (MGL) das Monoglycerid.

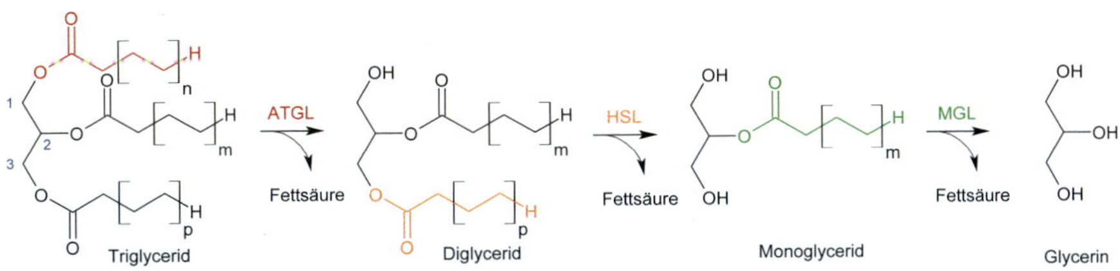

***Abb. 9.67** Spaltung von Triglyceriden in Fettsäuren und Glycerin (vereinfachte Darstellung)*

Vor Eintritt in die β-Oxidation müssen die Fettsäuren im Zytosol **aktiviert** werden. Dazu werden sie durch das Anhängen von **Coenzym A** (vgl. Kap. 6.2) in einen **Thioester** umgewandelt. Bei dieser Reaktion werden zwei Äquivalente ATP verbraucht (Abb. 9.68).

Wichtig Die Aktivierung von Fettsäuren geschieht im **Zytosol**. Aktivierte Fettsäuren müssen **aktiv** in die Mitochondrien transportiert werden. Diese Aufgabe übernimmt **Carnitin**.

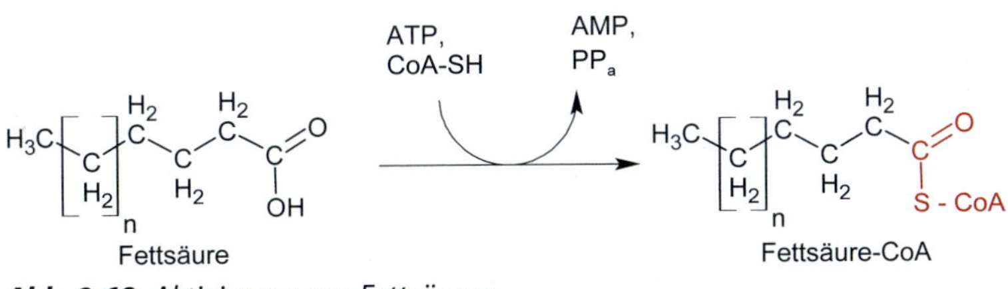

***Abb. 9.68** Aktivierung von Fettsäuren*

9.11.1 Schritt 1 der β-Oxidation – Einführen einer Doppelbindung

Nach der Aktivierung tritt der Fettsäure-CoA-Ester in die β-Oxidation ein. In das Fettsäure-Molekül wird im ersten Schritt eine **Doppelbindung** in der **β-Position** eingeführt (Abb. 9.69). Die Einführung einer Doppelbindung stellt eine Oxidation dar. Dafür ist das **Coenzym FAD** erforderlich, das in diesem Schritt zu $FADH_2$ reduziert wird.

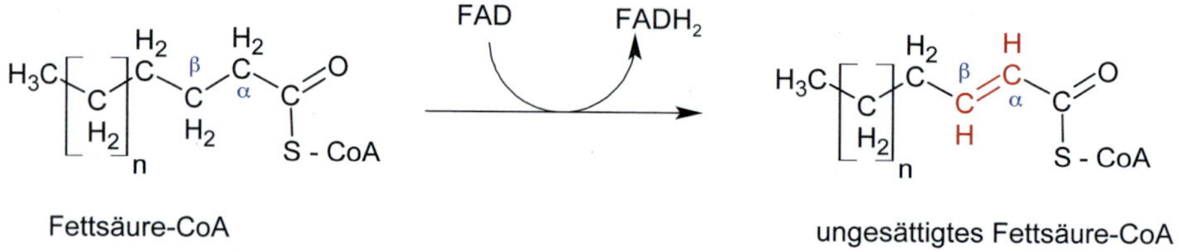

Abb. 9.69 *Einführung einer Doppelbindung*

9.11.2 Schritt 2 der β-Oxidation – Addition von Wasser

An die Doppelbindung wird ein Wasser-Molekül addiert (Abb. 9.70). Dadurch wird die Oxidationsstufe des β-C-Atoms weiter angehoben.

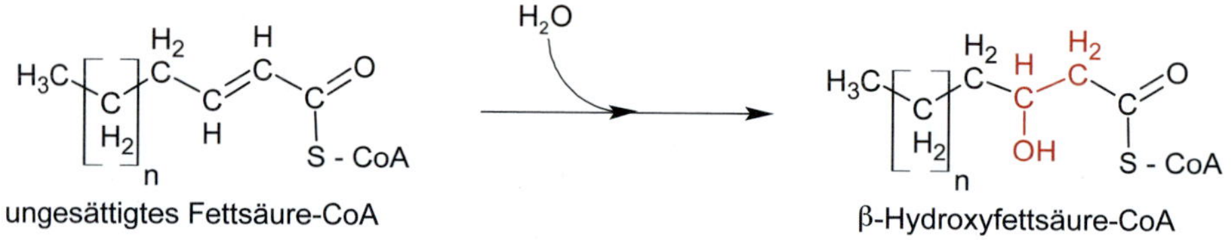

Abb. 9.70 *Addition von Wasser an die Doppelbindung*

9.11.3 Schritt 3 der β-Oxidation – Oxidation der Hydroxylgruppe

Die entstandene Alkoholgruppe wird zum Keton oxidiert (Abb. 9.71). Bei dieser Reaktion wird der **Cofaktor NAD**$^+$ zu NADH reduziert.

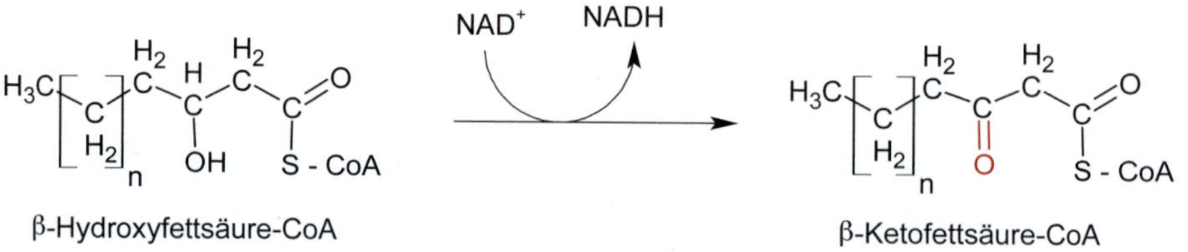

Abb. 9.71 *Oxidation der Hydroxylgruppe*

9.11.4 Schritt 4 der β-Oxidation – thioklastische Spaltung

Die Thiolgruppe eines CoA-Moleküls greift in diesem Schritt die Ketogruppe vom β-Ketofettsäure-CoA an (Abb. 9.72). Es kommt zur Spaltung der C-C-Bindung (**thioklastische Spaltung**).

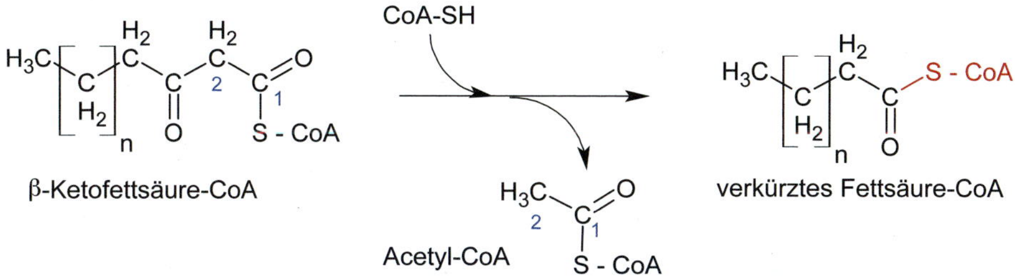

Abb. 9.72 *Thioklastische Spaltung*

Die Produkte der Reaktion sind **Acetyl-CoA** und die um **zwei C-Atome verkürzte** Fettsäure-CoA. Die verkürzte Fettsäure-CoA durchläuft den Prozess der β-Oxidation weiter bis zum vollständigen Abbau.

> **Beispiel** Beim Durchlauf eines Palmitat-Moleküls durch die β-Oxidation ergibt sich die in Abb. 9.73 dargestellte Nettobilanz.

$$H_3C\text{-}(CH_2)_{14}\text{-CO-S-CoA (Palmitoyl-CoA)} + 2\ NAD^+ + 1\ FAD + 1\ \text{CoA-SH} + 1\ H_2O \longrightarrow H_3C\text{-}(CH_2)_{12}\text{-CO-S-CoA (Myristoyl-CoA)} + 2\ NADH + 1\ FADH_2 + \text{Acetyl-CoA}$$

Abb. 9.73 *Bilanz der ß-Oxidation*

> **Wichtig** Die Verbrennung der Fette erfordert den Durchlauf durch den Citratzyklus, der mit dem Anhängen von Acetyl-CoA an Oxalacetat beginnt. Das Oxalacetat kann jedoch nicht aus Lipiden hergestellt werden, sondern stammt aus dem Zuckerstoffwechsel. Deshalb werden Fette „in der Flamme der Kohlenhydrate" verbrannt.

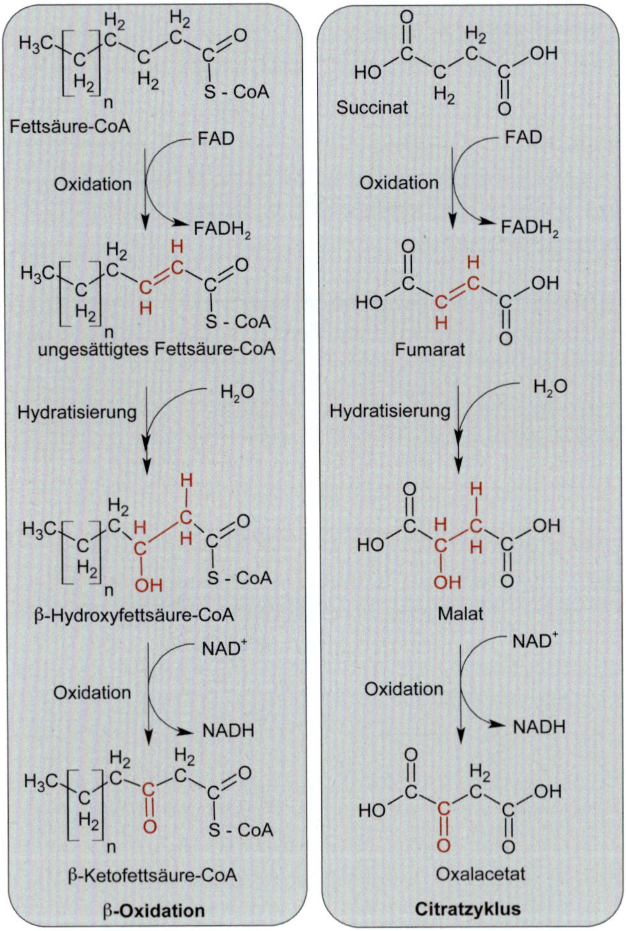

***Abb. 9.74** Die β-Oxidation und der Citratzyklus verlaufen teilweise analog*

> **Wichtig** Teilweise finden sich in der β-Oxidation ähnliche Reaktionen wie im Citratzyklus (Abb. 9.74). Der Lernaufwand lässt sich durch das Einprägen solcher **Analogien** erheblich verringern!

Gut zu wissen Braunes Fettgewebe

Fett wird als Energiereserve hauptsächlich in weißem Fettgewebe eingelagert. Daneben gibt es jedoch auch das **braune Fettgewebe**. Insbesondere Neugeborene und Säuglinge besitzen dieses braune Fettgewebe, da sie noch nicht so gut ihre Körpertemperatur halten können. Braunes Fettgewebe ist in der Lage, Fett zur **Wärmeerzeugung** zu nutzen, ohne ATP zu erzeugen. Schätzungsweise 50 g braunes Fettgewebe können bei maximaler Aktivierung bis zu 20 % des gesamten Energiebedarfs ausmachen. Ermöglicht wird dieser enorme Kalorienverbrauch durch das Entkopplungsprotein **UCP-1**, welches in braunem Fettgewebe vorkommt. UCP-1 löst die Atmungskette von der ATP-Produktion (Abb. 9.75).

Neuere Studien lassen vermuten, dass auch bei erwachsenen Menschen das braune Fettgewebe noch aktiv ist bzw. wieder aktiviert werden kann. Daher forscht die Wissenschaft derzeit, ob die gezielte Ausnutzung der Aktivität des braunen Fettgewebes eine Behandlungsmöglichkeit bei Übergewicht und Adipositas sein kann.

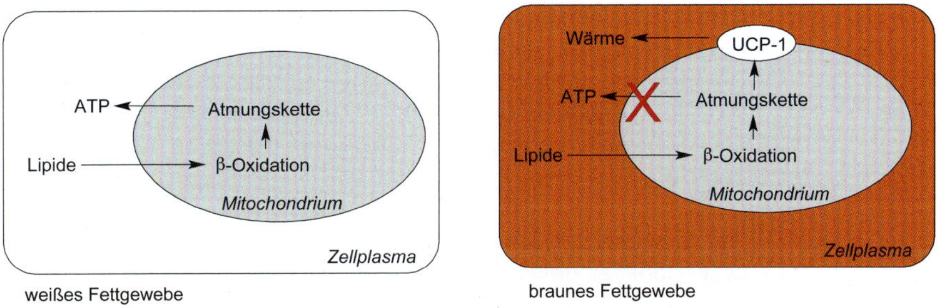

***Abb. 9.75** Weißes und braunes Fettgewebe im Vergleich*

Das Wichtigste zum Schluss

- Lipide sind **energiereiche** Nährstoffe. Der menschliche Körper speichert sie als langfristige Energiereserve.
- **Lipasen** spalten Fettsäuren aus Triglyceriden.
- Die **β-Oxidation** ist ein **zyklischer Abbauprozess**, der **Redox-Äquivalente** erzeugt, die in der Atmungskette ATP produzieren.

9.12 Ketogenese

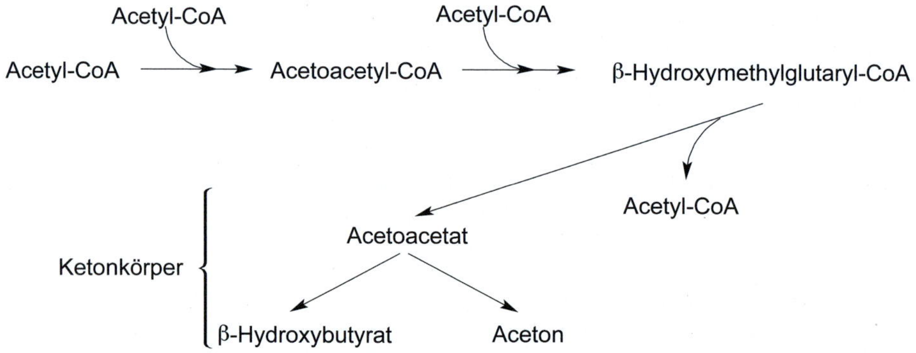

Abb. 9.76 *Entstehung von Ketonkörpern*

Auf einen Blick Nach einer langen Hungerphase gibt es im Körper kaum noch Kohlenhydrate zur Energiegewinnung. Um Herz und Gehirn trotzdem mit Energie zu versorgen, werden Metabolite des Lipidstoffwechsels verwendet. Acetyl-CoA ist durch den Abbau der Fettvorräte verfügbar. Aus diesem Molekül können **Ketonkörper** (Abb. 9.76) gebildet werden, die Herz und Gehirn Energie liefern. Zu den Ketonkörpern zählen **Acetoacetat**, **β-Hydroxybutyrat** und **Aceton**.

Was Sie erwartet Ketonkörper werden im Hungerstoffwechsel in der Leber gebildet, um die wichtigen Organe Herz und Gehirn weiterhin mit Energie zu versorgen. In diesem Kapitel werden die Schritte der Ketogenese besprochen.

Unter normalen Bedingungen haben alle Zellen eine ausreichende Versorgung mit Fetten, Kohlenhydraten und Proteinen. Ist der menschliche Körper aber in der Situation, dass ihm über einen längeren Zeitraum **zu wenig Kohlenhydrate** zur Verfügung stehen, sinkt die Oxalacetat-Konzentration im Körper. Es gelangt nur wenig Acetyl-CoA in den Citratzyklus (vgl. Kap. 9.2). Dies ist beispielsweise der Fall bei Fastenperioden, kohlenhydratarmen Diäten (Atkins-Diät) oder auch der Stoffwechselkrankheit Diabetes mellitus. In solchen Situationen müssen die Zellen **Lipide als Energielieferanten** heranziehen. Triglyceride werden über die β-Oxidation (vgl. Kap. 9.11) zum C2-Molekül **Acetyl-CoA** abgebaut.

Unter normalen Bedingungen mündet Acetyl-CoA in den Citratzyklus, wo es im ersten Schritt mit Oxalacetat reagiert (vgl. Kap. 9.2). Oxalacetat kommt jedoch nur in geringen Mengen in der Zelle vor. Eine plötzlich erhöhte Menge an Acetyl-CoA durch die ß-Oxidation kann deshalb nicht mehr effektiv über den Citratzyklus abgebaut werden. Als Folge sammeln sich Acetyl-CoA-Moleküle an. Diese werden in Ketonkörper umgewandelt.

> **Wichtig** Die Neubildung von Oxalacetat ist abhängig von der Carboxylierung von Pyruvat, einem Produkt des Glucoseabbaus. Der Citratzyklus ist auf Kohlenhydrat-Metabolite angewiesen. Eine Verbrennung von Acetyl-CoA ist demnach nur in der „Flamme der Kohlenhydrate" möglich.

Im Hungerstoffwechsel wird **Acetyl-CoA zur Bildung von Ketonkörpern** herangezogen. Die Ketonkörper werden über das Blut verteilt, und Organe wie Gehirn und Herzmuskel können daraus ihren Energiebedarf decken.

9.12.1 Schritt 1 der Ketogenese – Acetoacetyl-CoA

Zur Erinnerung: Durch eine Thioester-Gruppe sind die Wasserstoffatome am benachbarten C-Atom leicht sauer. Ein Wasserstoffatom am C_α von Acetyl-CoA kann deshalb durch Basen abgespalten werden (Abb. 9.77). Das entstandene Anion kann am partiell positiv geladenen Ester-Kohlenstoff eines zweiten Acetyl-CoA angreifen (**Claissen-Kondensation**). Unter CoA-SH-Abspaltung entsteht Acetoacetyl-CoA.

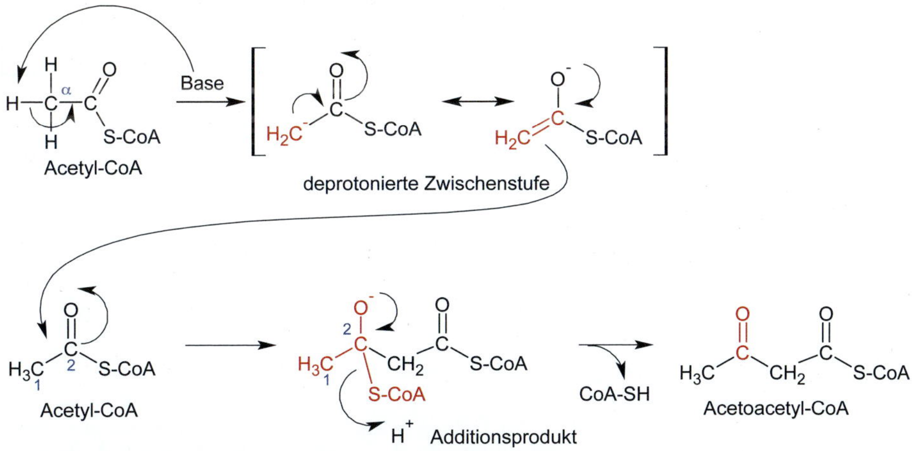

***Abb. 9.77** Kondensation von zwei Molekülen Acetyl-CoA*

9.12.2 Schritt 2 der Ketogenese – β-Hydroxymethylglutaryl-CoA

Nach einem ähnlichen Mechanismus wird in Schritt 2 ein weiteres Molekül Acetyl-CoA mit Acetoacetyl-CoA verknüpft (Abb. 9.78).
Es entsteht β-Hydroxymethylglutaryl-CoA.

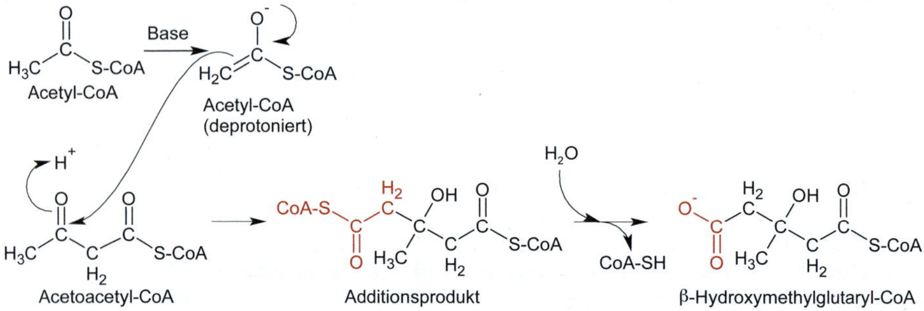

Abb. 9.78 *Kondensation von Acetoacetyl-CoA mit Acetyl-CoA*

9.12.3 Schritt 3 der Ketoneogenese – Acetoacetat

Aus β-Hydroxymethylglutaryl-CoA kann ein Molekül Acetyl-CoA abgespalten werden (Abb. 9.79).
Dabei entsteht Acetoacetat.

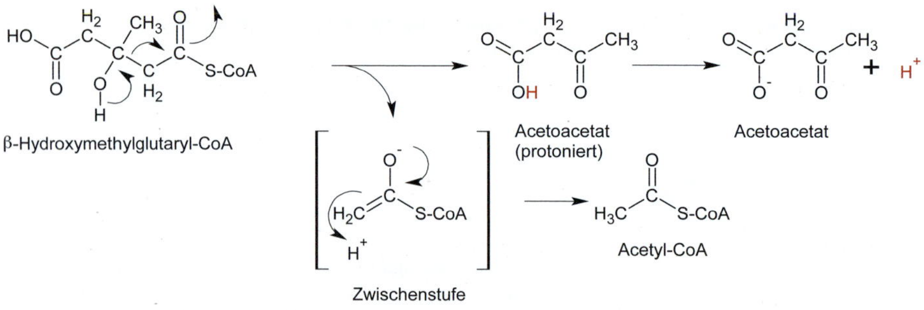

Abb. 9.79 *Bildung von Acetoacetat*

> **Wichtig** In Schritt 3 entstehen bei der Bildung von Acetoacetat Protonen (Abb. 9.79, vgl. S. 102). Bei stark erhöhter Ketonkörper-Bildung verschiebt sich der physiologische pH-Wert und es besteht das Risiko einer **metabolischen Acidose** (Übersäuerung). Bei einer metabolischen Acidose werden durch den Stoffwechsel zu viele Protonen gebildet, wodurch der **pH-Wert** des Bluts stark **absinkt**. Viele biologische Prozesse können bei einer Übersäuerung nicht mehr ablaufen.

9.12.4 Schritt 4 der Ketogenese – Aceton, β-Hydroxybutyrat

Die Weiterreaktion von Acetoacetat kann auf den in Abb. 9.80 gezeigten Wegen erfolgen. Entweder spaltet sich in einer für β-Ketosäuren typischen Reaktion CO_2 ab und es entsteht Aceton. Das Aceton kann über die Lungen abgeatmet werden und führt zu einem charakteristischen Atemgeruch. Oder Acetoacetat wird durch NADH zu β-Hydroxybutyrat reduziert und über das Blut weiter zu den Geweben wie Gehirn oder Herz transportiert. Dort wird aus den Ketonkörpern Energie gewonnen.

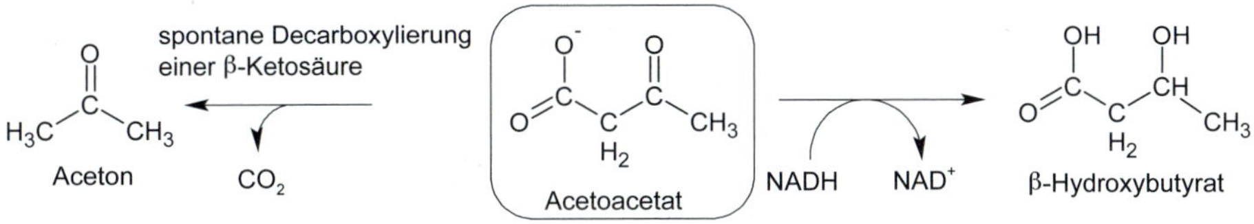

Abb. 9.80 *Weiterreaktion von Acetoacetat zu Aceton oder β-Hydroxybutyrat*

> **Das Wichtigste zum Schluss**
> - In extremen **Hungersituationen** werden Ketonkörper gebildet, um das Gehirn und das Herz mit Energie zu versorgen.
> - Die Ketonkörper sind **Acetoacetat**, **β-Hydroxybutyrat** und **Aceton.**
> - Ketonkörper werden aus **Acetyl-CoA** gebildet. Das Acetyl-CoA stammt aus der ß-Oxidation.
> - Bei der Ketogenese entstehen **Protonen**, wodurch der pH-Wert des Bluts absinkt. Es kommt zu einer **metabolischen Acidose**.

Literatur- und Quellenverzeichnis

Bücher

HORN, Florian: Biochemie des Menschen. 5. Auflage, Stuttgart: Thieme Verlag, 2012.

KOOLMAN, Jan; RÖHM, Klaus-Heinrich; WIRTH, Jürgen: Taschenatlas der Biochemie. 3. Auflage, Stuttgart: Thieme Verlag, 2003.

MCMURRY, John, BEGLEY, Tadhg: Organische Chemie der biologischen Stoffwechselwege. 1. Auflage, München: Spektrum Akademischer Verlag, 2006.

METZLER, David: Biochemistry: the chemical reactions of living cells. 2. Auflage, San Diego: Harcourt, Academic Press, 2003.

REHNER, Gertrud; DANIEL, Hannelore: Biochemie der Ernährung. 3. Auflage, Heidelberg: Spektrum Adademischer Verlag, 2010.

SCHLIEPER, Cornelia: Grundfragen der Ernährung. 21. Auflage, Hamburg: Verlag Handwerk und Technik, 2014.

Zeitschriftenartikel

ANDERSON, Olivia, SANT, Karilyn, DOLINOY, Dana: Nutrition and epigenetics: an interplay of dietary methyl donors, one-carbon metabolism and DNA methylation. In: The Journal of Nutritional Biochemistry, Nr. 8, Jahrgang 23 (2012), S. 853-859.

ANGUIZOLA, Jeanethe, u. a.: Glycation of human serum albumin. In: Clinica Chimica acta, Nr. 21, 2013, S. 64-76.

BRAND, Martin: The efficiency and plasticity of mitochondrial energy transduction. In: Biochemical Society Transaction, Jahrgang 33 (2005), S. 897-904.

BRÜGGER, Britta: Lipidomics: analysis of the lipid composition of cells and subcellular organelles by electrospray ionization mass spectrometry. In: Annual Review of Biochemistry, Jahrgang 83 (2014), S. 79–98.

CAREY, Andrew, KINGWELL, Bronwyn: Brown adipose tissue in humans: Therapeutic potential to combat obesity. In: Pharmacology and Therapeutics, Nr. 1, Jahrgang 140 (2013), S. 26-33.

CYPESS, Aaron, KAHN, Ronald: Brown fat as therapy for obesity and diabetes. In: Current Opinion in Endocrinology, Diabetes and Obesity, Nr. 2, Jahrgang 17 (2010), S. 143-149.

DELZENNE, Nathalie, u. a.: Gastrointestinal targets of appetite regulation in humans. In: Obesity reviews, Nr. 3, Jahrgang 11 (2010), S. 234-250.

EVERARD, Amandine, CANI, Patrice: Diabetes, obesity and gut microbiota. In: Best practice and research. Clinical gastroenterology, Nr. 1, Jahrgang 27 (2013), S. 73-83.

GALLOU-KABANI, Catherine, u. a.: Nutri-epigenomics: lifelong remodelling of our epigenomes bz nutritional and metabolic factors and beyond. In: Clinical Chemistry and Laboratory Medicine, Nr. 3, Jahrgang 45 (2007), S. 321-327.

KARLSSON, Frederik, u. a.: Assessing the human gut microbiota in metabolic diseases. In: Diabetes, Nr. 10, Jahrgang 62 (2013), S. 3341-3349.

NAKAMURA, Kazuto, FUSTER, Jose, WALSH, Kenneth: Adipokines: a link between obesity and cardiovascular disease. In Journal of cardiology, Nr. 4, Jahrgang 63 (2014), S. 250-259.

PEDERSEN, Bente, FEBBRAIO, Mark: Muscle as an Endocrine Organ: Focus on Muscle-Derived Interleukin-6. In: Physiological Reviews, Nr. 4, Jahrgang 88 (2008), S. 1379-1406.

RIZZI, Auroro, u. a.: The stability and degradation of dietary DNA in the gastrointestinal tract of mammals: implications for horizontal gene transfer and the biosafety of GMOs. In: Critical Reviews in Food Science and Nutrition, Nr. 2, Jahrgang 52 (2012), S. 142-161.

SUZUKI, Keisuke, JAYASENA, Channa, BLOOM, Stephen: Obesity and Appetite Control. In Experimental Diabetes Research, Jahrgang (2012), S. 1-19.

SUZUKI, Keisuke, JAYASENA, Channa, BLOOM, Stephen: The Gut Hormones in Appetite Regulation. In: Journal of Obesity, 2011, S. 1-10.

TAMMEN, Stephanie, FRISO, Simonetta, CHOI, Sang-Woon: Epigenetics: The link between nature and nurture. In: Molecular Aspects of Medicine, Nr. 4, Jahrgang 34 (2013), S. 753-764.

WYNNE, Katie, u. a.: Appetite control. In: Journal of Endocrinology, Nr. 2, Jahrgang 184 (2005), S. 291-318.

ZECHNER, Rudolf, u. a.: Fat signals – Lipases and lipolysis in lipid metabolism and signaling. In: Cell Metabolism, Nr. 3, Jahrgang 15 (2012), S. 279-291.

Glossar

A

Acetyl-CoA

Die Verbindung Acetyl-CoA ist ein Thioester, der aus Essigsäure und dem Coenzym A besteht. Der Acetyl-Anteil stammt z. B. aus der β-Oxidation oder der oxidativen Decarboxylierung von Pyruvat.

ADP, Adenosindiphosphat

Wird ein Phosphat aus der Verbindung Adenosintriphosphat abgespalten, entsteht das Produkt Adenosindiphosphat.

Aktivierungsenergie

Die Aktivierungsenergie einer chemischen Reaktion ist die Energiemenge, die zunächst investiert werden muss, um die Reaktion in Gang zu setzen. Hat eine Reaktion eine niedrige Aktivierungsenergie, läuft sie oft schneller ab.

Aldehydgruppe

Bei einer Aldehydgruppe ist das Kohlenstoffatom am Ende eines Moleküls über eine Doppelbindung mit einem Sauerstoffatom verbunden.

Aldose

Aldosen sind Zuckermoleküle, die am ersten C-Atom eine Aldehydgruppe tragen.

aliphatisch

Aliphatisch sind alle Kohlenwasserstoffmoleküle, die keine aromatischen Strukturen aufweisen. Darunter fallen lineare und zyklische Kohlenstoffketten.

Aminogruppe

Die Aminogruppe kennzeichnet ein Amin. In dieser funktionellen Gruppe ist ein Stickstoffatom über eine oder mehrere Einfachbindungen mit Kohlenstoff- bzw. Wasserstoffatomen verbunden. Je nach Anzahl der C-Atome unterscheidet man primäre, sekundäre und tertiäre Amine.

Aminosäure

Alle Moleküle, die eine Amino- und eine Carboxylgruppe aufweisen, sind Aminosäuren.

anabol, anaboler Stoffwechselweg

Ein anaboler Stoffwechselweg dient dem Aufbau von Stoffen aus Metaboliten.

Anomer

Beim Ringschluss von Zuckern bilden sich unterschiedliche Isomere. Am C1-Atom entsteht eine neue Hydroxylgruppe, die sich ober- oder unterhalb der Ringebene befindet. Beim α-Anomer steht die OH-Gruppe unterhalb der Ringebene, beim β-Anomer steht sie oberhalb.

ATP, Adenosintriphosphat
Die beim Nährstoffabbau gewonnene Energie wird im Molekül Adenosintriphosphat gespeichert. ATP treibt zahlreiche Prozesse und Reaktionen im Körper an. Es wird auch als Währung des Stoffwechsels bezeichnet.

B

biogenes Amin
Die biogenen Amine entstehen durch Abspaltung von CO_2 aus Aminosäuren. Die Decarboxylierungs-Reaktionen finden häufig bei biologischen Prozessen, wie z. B. Gärung, statt. Darauf weist der Zusatz „biogen" hin.

C

Carbonylgruppe
Durch Oxidation von Hydroxylgruppen entstehen Carbonyle. Befindet sich die Carbonylgruppe am Ende einer Kohlenstoffkette, spricht man von Aldehyden. Befindet sich die Carbonylgruppe dagegen innerhalb einer Kohlenstoffkette, ist das Molekül ein Keton.

Carboxylgruppe
Durch Oxidation von Aldehyden entstehen Carboxyle. Carboxylgruppen werden auch als Carbonsäuren bezeichnet. Die Carboxylgruppe kann ein Proton abspalten und so zum Carboxylat werden.

chemisches Gleichgewicht
Bei jeder chemischen Reaktion finden gleichzeitig Hin- und Rückreaktion statt, d. h., Edukte werden zu Produkten umgewandelt und Produkte zerfallen in Edukte. Befindet sich das Reaktionssystem im chemischen Gleichgewicht, so findet keine Konzentrationsänderung von Edukten und Produkten mehr statt.

Chiralität
Ein chirales Molekül ist nicht mit seiner gespiegelten Form zur Deckung zu bringen.

D

Denaturierung
Bei der Denaturierung von Proteinen zerfällt deren räumliche Struktur. Dies kann durch Hitze, Säure, Lauge oder Salze geschehen.

Dextrine
Die ersten Spaltprodukte von Polysacchariden, wie z. B. Stärke, sind die Dextrine. In einem Dextrinmolekül sind viele Monosaccharide miteinander verknüpft. Dextrinketten sind kürzer als Polysaccharide, jedoch länger als Oligosaccharide.

Dipol-Dipol-Kräfte
Durch ungleiche Verteilung von Elektronen in einem Molekül erhält dieses zwei elektrische Pole (Dipol). Dipolare Moleküle können miteinander wechselwirken. Die beteiligten Kräfte sind Dipol-Dipol-Kräfte.

Disaccharid
In einem Disaccharid sind zwei Monosaccharidmoleküle miteinander verbunden.

E

Elektronegativität
Elektronegativität ist die Fähigkeit eines Atoms, die Elektronen einer kovalenten Bindung zu sich zu ziehen.

Emulgator
Substanzen, die sowohl mit lipophilen als auch mit hydrophilen Molekülen wechselwirken können, heißen Emulgatoren.

Enthalpie
Die bei einer chemischen Reaktion abgegebene oder aufgenommene Wärmemenge ist die Enthalpie. Wird Wärme freigesetzt, ist die Reaktion exotherm. Bei endothermen Reaktionen muss Wärme zugeführt werden.

Enzym
Ein Enzym ist ein Biokatalysator, der Reaktionen in biologischen Systemen, wie z. B. einer Zelle oder dem Verdauungstrakt, beschleunigt. Enzyme erhalten in der Regel die Endsilbe „-ase“, wie z. B. Saccharase.

Enzymvorstufen
Verdauungsenzyme werden von den Zellen des Magen-Darm-Trakts gebildet. Um eine Selbstverdauung zu verhindern, bilden die Zellen inaktive Enzymvorstufen, sog. Zymogene. Die Vorstufen werden erst nach Ausschüttung in den Verdauungstrakt aktiviert. Enzymvorstufen erhalten die Silbe „-ogen“, z. B. Trypsinogen.

Epimer
Zwei chirale Moleküle, die sich nur in der Konfiguration eines einzigen chiralen C-Atoms unterscheiden, sind zueinander epimer.

Ester
Ein Estermolekül entsteht aus der Reaktion eines Alkohols mit einer Carbonsäure. Bei der Reaktion spaltet sich ein Molekül Wasser ab.

F

Fettsäure, gesättigt
Gesättigte Fettsäuren zeichnen sich durch eine Carboxylgruppe aus, an der ein nicht reduzierbarer Kohlenwasserstoffrest hängt.

Fettsäure, ungesättigt
Der Kohlenwasserstoffanteil von ungesättigten Fettsäuren weist eine oder mehrere Doppel- oder Dreifachbindungen auf.

Furanose
Bilden Monosaccharide über das Sauerstoffatom einen Fünferring aus, handelt es sich um Furanosen.

G

Glykogen
Tierische Stärke (Glykogen) ist aus Glucose-Ketten aufgebaut, die α-1,4- und α-1,6-verknüpft sind.

H

Hexose
Eine Hexose ist ein Kohlenhydratmolekül mit sechs Kohlenstoff-Atomen.

Hormon
Hormone sind Signalstoffe, welche von Geweben des Körpers ausgeschüttet werden, um über längere Distanzen zu kommunizieren. Bekannte Hormone sind Insulin, Glucagon, Thyroxin usw.

Hydroxylgruppe
Die OH-Gruppe in Alkoholen ist eine Hydroxylgruppe.

I

Inkretine
Die Aufnahme von Glucose über den Verdauungstrakt führt zu einer höheren Ausschüttung von Insulin als die intravenöse Glucosegabe. Die Ursache dafür sind Darmhormone (Inkretine), die bei der Glucoseverdauung freigesetzt werden und die Insulinfreisetzung verstärken. Zu den Inkretinen zählt z. B. das glucoseabhängige insulinotrope Peptid (GIP).

Insulin
Das Hormon Insulin regelt den Glucosehaushalt im menschlichen Körper. Insulin stimuliert die Aufnahme von Blutglucose in Muskel-, Leber- und Fettgewebe.

Inversion
Durch Spaltung (Inversion) von z. B. Saccharose entstehen Zucker mit unterschiedlicher optischer Aktivität. Deshalb verändert sich die Polarisationsdrehung, wenn Saccharose in Lösung gespalten wird.

Isomer
Moleküle mit gleicher Summenformel, aber unterschiedlichen Strukturformeln sind Isomere.

K

Katalysator

Ein Katalysator beschleunigt eine chemische Reaktion, ohne dabei verändert oder verbraucht zu werden.

Ketonkörper

Als Ketonkörper werden die aus Acetyl-CoA gebildeten Moleküle Aceton, Acetoacetat und β-Hydroxybutyrat bezeichnet.

Ketose

Zuckermoleküle mit einer Ketogruppe sind Ketosen.

Konfiguration, cis- und trans-

Liegen die Kohlenwasserstoffreste auf derselben Seite einer Doppelbindung, so haben sie cis-Konfiguration. Sind sie auf gegensätzlichen Seiten zueinander orientiert, so haben sie trans-Konfiguration.

M

Metabolit

Ein Molekül, das Teil eines Stoffwechselwegs ist, heißt Metabolit.

Mitochondrium

Mitochondrien sind Zellorganellen, welche viel Energie in Form von ATP-Molekülen produzieren. In den Mitochondrien läuft u. a. der Citratzyklus ab; in der inneren Mitochondrienmembran befindet sich die Atmungskette.

Monosaccharid

Ein einzelnes Zuckermolekül, wie z. B. Glucose oder Fructose, ist ein Monosaccharid.

N

Neurotransmitter

Die von Nervenzellen ausgeschütteten Botenstoffe heißen Neurotransmitter.

Nukleosid

Nukleoside bestehen aus dem Zucker Ribose, der mit einer Stickstoffbase verknüpft ist.

Nukleotid

Nukleotide bestehen aus dem Zucker Ribose, der mit einer Stickstoffbase und einem Phosphatrest verknüpft ist.

O

optische Aktivität

Moleküle, welche die Ebene von linear polarisiertem Licht drehen, sind optisch aktiv.

P

Pentose
Monosaccharide mit einer Kettenlänge von fünf C-Atomen sind Pentosen.

Peptid
In Peptiden sind bis zu zehn Aminosäuren miteinander verbunden.

Phosphat
Phosphatreste leiten sich von der Phosphorsäure ab. Ein Phosphat kann als Salz vorliegen oder zusammen mit Alkoholen einen (Phosphat-)Ester bilden.

Polysaccharid
In einem Polysaccharidmolekül sind mehr als zehn Monosaccharide miteinander verbunden.

Primärstruktur
Die Sequenz der einzelnen miteinander verknüpften Aminosäuren eines Proteins ist die Primärstruktur.

Pyranose
Bilden Monosaccharide über das Sauerstoffatom einen Sechserring aus, handelt es sich um Pyranosen.

Pyrophosphat
Im Pyrophosphatmolekül sind zwei Phosphat-Einheiten über eine Säureanhydrid-Bindung verbunden.

Pyruvat
Pyruvat ist die deprotonierte Form des C3-Moleküls Brenztraubensäure.

R

Redox-Äquivalent
Bei vielen Stoffwechselprozessen finden Redox-Reaktionen statt. Die anfallenden Elektronen werden auf sog. Redox-Äquivalente, wie z. B. $NAD(P)^+$ oder FAD, übertragen. Diese Coenzyme können die Elektronen anschließend auf die Komplexe der Atmungskette übertragen.

S

Sekundärstruktur
Benachbarte Aminosäuren können miteinander wechselwirken. Dabei bilden sich Sekundärstrukturen aus, wie z. B. die α-Helix oder das β-Faltblatt. Die Strukturen halten durch H-Brücken zwischen Carbonyl- und Aminogruppen im Peptidrückgrat zusammen.

Stereoisomer
Zwei Moleküle sind Stereoisomere, wenn sie die gleiche Struktur haben, jedoch eine unterschiedliche räumliche Anordnung von Bindungspartnern.

T

Tautomerie

Eine Tautomerie bezeichnet die intramolekulare Wanderung eines Protons von einem Atom zu einem anderen.

Tertiärstruktur

Die Ausbildung von dreidimensionalen Strukturen aufgrund von Wechselwirkungen zwischen weit entfernten Aminosäuren in einem Protein nennt man Tertiärstruktur. Daran beteiligt sind u.a. Disulfidbrücken, ionische Wechselwirkungen, hydrophobe Wechselwirkungen und Wasserstoffbrücken.

V

Van-der-Waals-Kräfte

Durch eine sich verändernde Elektronenverteilung können sich auch in unpolaren Molekülen kurzzeitig Dipole ausbilden. Die Dipole entgegengesetzter Ladung ziehen sich gegenseitig an. Durch diese sog. Van-der-Waals-Kräfte können auch unpolare Moleküle gegenseitig wechselwirken.

W

Wasserstoffbrücken

Wasserstoffatome besitzen nur ein Elektron. Ist Wasserstoff kovalent mit einem elektronegativeren Partneratom verbunden, kann er besonders stark mit den freien Elektronenpaaren anderer Moleküle wechselwirken. Die starken Wechselwirkungen der H-Brücken erklären u.a. die Anomalie des Wassers.

Z

Zytoplasma

Die Grundbestandteile, die eine Zelle ausfüllen, sind das Zytoplasma. Dazu gehört neben dem flüssigen Zytosol auch das feste Zytoskelett. Nach außen wird das Zytoplasma von der Zellmembran begrenzt.

Zytosol

Das von der Membran umschlossene, flüssige Innere einer Zelle ist das Zytosol.

Abkürzungsverzeichnis

αKG	α-Ketoglutarat
ΔG	freie Enthalpie
1,3-BPG	1,3-Bisphosphoglycerat
2PG	2-Phosphoglycerat
3PG	3-Phosphoglycerat
6PG	6-Phosphogluconolacton
A	Alanin
ACP	Acyl-Carrier-Protein
ADP	Adenosindiphosphat
AGE	Advanced Glycation Endproducts
Ala	Alanin
AMP	Adenosinmonophosphat
Arg	Arginin
AS	Aminosäure
Asn	Asparagin
Asp	Aspartat, Asparaginsäure
ATGL	Adipose-Triglycerid-Lipase
ATP	Adenosintriphosphat
C	Cystein
CoA	Coenzym A
Cys	Cystein
Cyt c	Cytochrom c
D	Aspartat, Asparaginsäure
DHAP	Dihydroxyacetonphosphat
DNA	Desoxyribonukleinsäure
E	Glutamat, Glutaminsäure
F	Phenylalanin
F6P	Fructose-6-phosphat
FAD	Flavin-Adenin-Dinukleotid
FAS	Fettsäuresynthase-Komplex
FBP	Fructose-1,6-bisphosphat
G	Glycin
G1P	Glucose-1-phosphat
G6P	Glucose-6-phosphat
GABA	γ-Aminobuttersäure
GAP	Glycerinaldehyd-3-phosphat
GDP	Guanosindiphosphat
GIP	glucoseabhängiges insulinotropes Peptid
Gln	Glutamin
GLP-1	Glucagon-like-Peptid-1
Glu	Glutamat

Gly	Glycin
GTP	Guanosintriphosphat
H	Histidin
His	Histidin
HSL	hormonsensitive Lipase
I	Isoleucin
IL-6	Interleukin-6
Ile	Isoleucin
K	Lysin
L	Leucin
Leu	Leucin
Lys	Lysin
M	Methionin
Met	Methionin
MGL	Monoglycerid-Lipase
N	Asparagin
$NADP^+$	Nicotinamid-Adenin-Dinukleotid-Phosphat (oxidierte Form)
NAD^+	Nicotinamid-Adenin-Dinukleotid (oxidierte Form)
NADH	Nicotinamid-Adenin-Dinukleotid (reduzierte Form)
NADPH	Nicotinamid-Adenin-Dinukleotid-Phosphat (reduzierte Form)
NDP	Nukleotiddiphosphat
NTP	Nukleotidtriphosphat
P	Prolin
PALP	Pyridoxalphosphat
PAMP	Pyridoxaminphosphat
PDH	Pyruvat-Dehydrogenase
PEP	Phosphoenolpyruvat
Phe	Phenylalanin
PP_a	Pyrophosphat
PPP	Pentosephosphatweg
Pro	Prolin
PYY	Peptid YY
Q	Glutamin
R	Arginin
R5P	Ribulose-5-phosphat
RNA	Ribonukleinsäure
S	Serin
Ser	Serin
T	Threonin
Thr	Threonin
TIM	Triosephosphat-Isomerase
TPP	Thiaminpyrophosphat
Trp	Tryptophan

Tyr	Tyrosin
UCP	Uncoupling protein
UDP	Uridindiphosphat
UQ	Ubichinon
UQH_2	reduziertes Ubichinon
UTP	Uridintriphosphat
V	Valin
Val	Valin
W	Tryptophan
Y	Tyrosin

Sachwortverzeichnis

Symbole

A

B

C

D

K

L

M

N

O

P

Bildquellenverzeichnis

Grafische Produktion Neumann,
Rimpar: S. 36; 38; 39/2; 43/1

Krausen, Scott, Mönchengladbach:
S. 35; 37/1; 41/1

Alle nicht aufgeführten Zeichnungen bzw. Formeln und Gleichungen wurden von Julian Geiger erstellt.